KB272861

울음, 참으면 병된다

울 음 치 료 법

SELF CLINIC

울음, 참으면 병된다

한광일 · 김선호 지음

삼호미디어
samho MEDIA

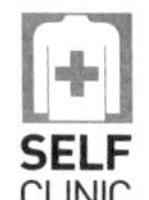

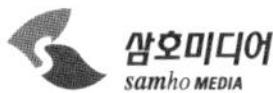

차례

시작하며···8

PART 01 울음이란 무엇인가···13

감정의 독소를 쏟아내는 통로···14

인간 최초의 언어···18

신이 내린 또 하나의 선물···19

건강을 위한 명약···24

PART 02 울음이 우리 몸에 미치는 영향···29

몸속 독소 배출···30

면역력 증가와 원활한 혈액순환···34

통증 완화와 몸에 좋은 호르몬 분비···36

정신 건강 증진···38

울지 않으면 장기가 대신 운다···42

PART 03 어떻게 울어야 하나…45

아이의 울음을 막아서는 안 된다…46

일부러라도 울어야 한다…51

우는 데도 요령이 있다…53

남자가 더 많이 울어야 한다…57

PART 04 울음의 원인, 상처…61

마음속 상처받은 '또 다른 나'를 달래주어라…62

무엇이 상처를 주었을까…65

■ 호기심 통제…69

■ 솔직한 감정 표현의 차단…70

■ 쾌활함과 자유 억압…72

■ 자신의 색깔 상실…74

■ 순수함과 믿음의 변질…75

■ 도움과 사랑의 결핍…78

■ 영적인 상처…81

■ 학대…88

상처는 무엇으로 나타날까…97

■ 무질서한 행동…98

■ 공격적인 행동…99

■ 사고의 왜곡…100

■ 격리 · 자학…101

■ 허풍과 허세…102

■ 신뢰감 장애…103

■ 관계 형성의 장애…104

PART 05 울음치료란…107

마음에 관한 공부…108

용서와 화해, 감사의 작업…111

울음치료의 역사…117

한국인과 울음치료…119

PART 06 울음치료는 어떻게 하나…123

오감 깨우기(감정관계 훈련)…124

상처받은 자아 찾기…130

울음치료 기법들…177

■ 조건 없이 울기…177

■ 문화적 자극에 의한 울기…179

■ 울음명상…180

■ 사이코드라마 기법…182

■ 열정 · 몰입 기법(크레이지 세라피)…188

PART 07 울음치료사들을 위한 이야기…195

울음치료사란…196

울음치료 목표와 대상 및 장소…204

울음치료의 진행 준비와 요령…207

울음치료를 위한 묵상의 글…212

울음치료 프로그램 예시…238

마치면서…240

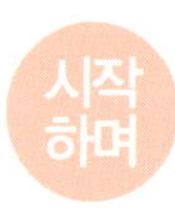

　이 책은 집단 상담이나 심리치료를 위한 치료 이론서가 아니다. 모든 독자 여러분이 자신조차 의식하지 못한 가슴속 깊이 숨겨진 상처를 발견하여 치유하고, 여러 가지 사정으로 힘들고 숨 가쁘게 살아가는 현실 속에서 자신을 돌아보고 감정을 충분히 표현하며 마음의 치유를 경험할 수 있는 방법을 기록했다. 특히 현장에서 사용하고 있는 울음치료의 구체적인 방법을 소개하고 있어 울음치료사에게는 좋은 교재가 되리라 생각한다.

　필자는 지금까지 수많은 웃음치료 프로그램을 진행하면서 남들보다 유난히 크게 웃거나 과장되게 행동하는 사람들을 매번 만났다. 관찰해본 결과 그들은 어떠한 상처 때문에 방어적인 본능으로 지나친 돌출 행동을 했다. 그들뿐만 아니라 웃음치료 프로그램이 진행되는 동안 실컷 웃었던 대부분 사람들의 표정 뒤에는 공허한 눈빛이 있었다. 그러한 현상들을 바라보며 저들에게 진정한 웃음을 찾아줄 방법이 없을까 고민에 빠지게 되었다. 그리고 관련된 많은 프로그램들에 참여하고 공부하면서 그들이 그렇게 된 것은 잘못된 교육으로 감정 표현을 지나치게 억압받았기 때문이란 것을 알 수 있었다.

　사람은 누구나 살아가는 동안 여러 가지 이유로 상처를 주고받으며 산다. 그 상처들은 최근의 것일 수도 있고, 모태 속에서 받은 것일 수도 있다. 단지 모든 상처를 의식하지 못하고 살아가고 있을 뿐이다. 상처를 의식하면서도 애써 참으며 드러내려 하지 않고 가슴에 묻어둔다면 문제가 된다. 상처 입은 자아인 '또 다른 나'를 가슴에 품은 채로 몸과 마음에 병을 키우기 때문이다.

치유되지 않은 마음의 상처들은 불행하게도 무의식중에 가장 가까운 사람들에게 전달된다. 가슴 안에 있는 상처들을 발견하지 못하고 치유하지 않는다면 인생의 발목을 잡는 가장 커다란 장애물이 된다.

필자 역시 화가 나도 참아야 했고, 울고 싶어도 울지 못했고, 어지간한 일은 상처가 되어도 가슴속에 꽁꽁 쌓아놓고 살아왔다는 것을 웃음치료를 하면서 깨닫게 되었다. 이런 깨달음은 웃음치료에서 울음치료를 하게 되는 계기가 되었다.

지난 수년 동안 나는 울음치료 프로그램을 진행하면서 사람들의 가슴속에 자리잡고 있는 상처받은 자아를 보다 잘 이해할 수 있게 되었다. 사람들이 어떻게 상처를 받게 되고, 그 결과는 어떻게 나타나는지, 치유되지 않은 지난날의 상처는 오늘에 이르기까지 개인적인 문제, 가족관계, 다른 사람들과의 대인관계 그리고 여러 종류의 공포와 우울증, 강박적인 정신 증상, 신체적인 증상들과 어떻게 연관되는지를 파악하게 되었다. 나아가 상처받은 자아를 치유하는 통찰력과 방법들을 터득하게 되었다. 무엇보다 나 자신의 지속적인 상처 치유와 발전을 위한 아주 값지고 중요한 경험이 되었다.

지금까지 필자가 진행했던 울음치료 프로그램에 참가해서 믿고 따라준 수많은 사람들에게 감사와 사랑의 마음을 전한다. 평생 지워지지 않는 감동과 추억을 안겨주신 고마우신 분들이다. 그분들의 사연과 통곡을 접하지 않았다면 미처 발견하지 못했고, 치유하지 못했으며 진정으로 용서와 화해를 하지 못했던 자신을 볼 수 없었을 것이다.

거의 모든 사람들이 자신도 의식하지 못하는 상처로 커다란 문제를 지니며 살아가고 있다. 그 문제에서 벗어나 변화하려면 반드시 상처를 받은 시점으로 돌아가서 다시 시작해야 한다. 잊고 싶고, 떠올리고 싶지 않은 상처들을 후련하게 비워내야만 진정한 치유가 가능하다. 앞으로는 어떤 상처를 받게 되더라도 가슴에 묻어두지 않도록 해야 한다. 이를 위해 가장 필요한 것은 남을 의식하지 않는 솔직한 감정 표현이다. 남의 눈치를 보느라 자신의 감정을 억누르며 상처로 쌓아놓지 말고 울고 싶을 때는 실컷 울어야 한다.

이 책을 출간하기 위해 도움을 주신 분들이 적지 않다. 자료수집에 도움을 주신 한국스트레스연구소 이미라 부소장님과 정신전문의이신 김미재 온마음연구소 소장님을 비롯한 여러분에게 진심으로 감사와 사랑과 존경을 표한다. 그리고 누구보다도 이 책의 출간을 허락

해주신 삼호미디어의 김인태 사장님과 직원 여러분께 감사드린다.

다시 한 번 이 책을 읽는 독자 여러분 모두 상처받은 자아를 발견하고 충분히 슬퍼하며 치유할 수 있기를 바란다. 나아가 건강하게 우는 법, 가슴에 쌓인 상처를 치유하는 방법 등을 터득하여 멋진 인생 여행을 떠날 수 있기를 바란다.

한국웃음센터 원장 한 광 일
한국스트레스연구소장 김 선 호

PART 01

울음이란 무엇인가

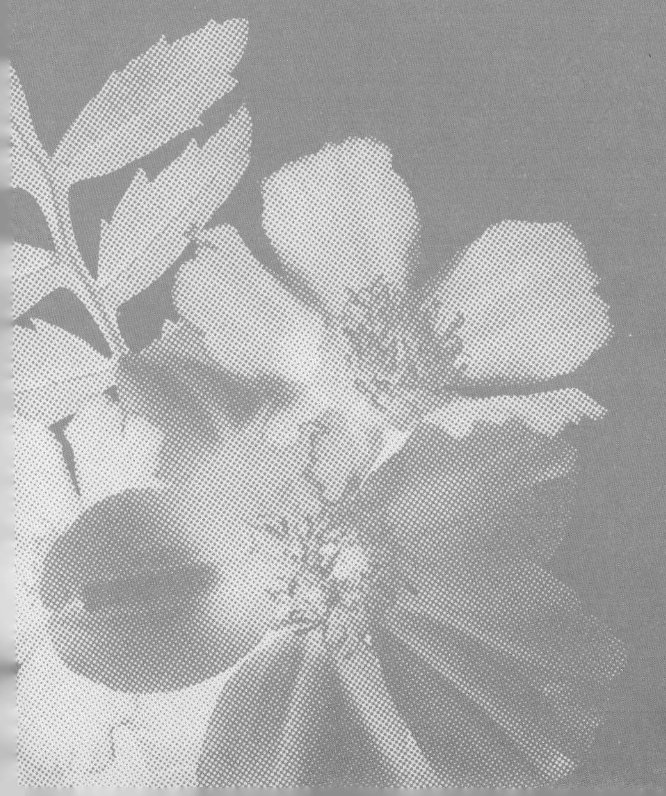

감정의 독소를 쏟아내는 통로

요즈음 우리는 전 세계적으로 전례 없는 금융위기와 마이너스 성장 탓에 '힘들어 죽겠다' 라는 말을 버릇처럼 입에 달고 있으며 희망이 보이지 않는 불확실성의 시대를 살아가고 있다.

평생 청춘을 바쳐서 일해온 직장을 잃을까봐 걱정하는 아버지!

줄어든 수입으로 아등바등 사느라 몸과 마음이 지쳐버린 어머니!

성적 때문에 자살하는 아이들!

교장 선생님, 유명 연예인, 대기업 회장의 자살을 비롯하여 얼마 전 우리를 충격과 허탈감으로 가득 채웠던 전직 대통령의 서거까지….

크고 작은 사건과 어려운 상황 속에서 우리는 정말 힘들다. 그래서인지 공익 광고나 일반 광고에도 '아빠 힘내세요', '외로워도 슬퍼도 나는 안 울어' 등의 가사를 담은 동요에 가족이 희망이라는 말이

나오고, 삶이 힘들어도 꿋꿋하게 헤쳐 나가자는 내용이 주를 이루고 있다. 가족이 희망이기에 괴롭고 슬퍼도 꾹꾹 눌러 참으며 힘을 내야 하는 것이 미덕인 줄 알기에 우리는 몸과 마음에 악영향을 끼치는 감정의 독소들을 가득 채우며 살아가고 있다.

사람은 누구나 행복하게 살고 싶어 한다. 그러나 행복을 만끽하며 사는 사람은 아주 드물다. 행복한 사람과 그렇지 못한 사람은 얼굴 표정만 봐도 알 수 있다. 행복한 사람은 늘 미소 짓고, 그렇지 못한 사람은 늘 찌푸린 얼굴에 그늘이 잔뜩 드리워져 있다.

여기서 한 번 생각해보자. 나는 늘 밝은 표정인가? 아니면 늘 찡그리고 어두운 표정인가? 누구나 자신의 얼굴이 항상 밝다고만 할 수는 없을 것이다.

우리는 밝은 표정을 하고 있다가도 힘든 세상살이에 주눅이 들어 의기소침해지기도 하고, 수많은 인간관계 속에서 상대방이 불쑥 내뱉는 한 마디에 화가 치밀기도 하고, 시기, 절망, 미움, 두려움 등의 감정에 휩싸이기도 한다. 화를 내고, 시기하고, 절망하고, 미워하고, 두려워하는 마음은 우리를 고통스럽게 만드는 독이다.

지금 우리에게는 감정의 독소들을 쏟아버리고 비워낼 방법이 필요하다. 감정의 독소를 시원하게 비워내고 쏟아내지 못하면 절대로 행복해질 수 없다. 그런데 이것들은 평상시 우리 마음속에 숨겨져 있다.

그렇다면 이런 독소를 누군가의 도움 없이 스스로 쏟아낼 방법은 없는 것일까? 우선 감정에 솔직해야 한다.

우리나라 사람들은 지나치게 타인을 의식한다. 필요 이상으로 남의 눈치를 보고 심지어는 가족에게조차 감정을 숨기려고 한다. 하지만 내가 있어야 가족이 있고 남이 있다. 더 이상은 남의 눈치를 보지 말고 자신의 감정에 솔직해야 한다. 내 속이 시커멓게 숯덩이가 되어 가는데 언제까지나 외로워도 슬퍼도 나는 안 운다고 하면서 아무렇지도 않은 듯 살 수는 없는 노릇이다.

힘들면 힘들다고 말하면 된다. 평생을 일해온 직장에서 잘릴까봐 두렵다고, 살림이 넉넉하지 못해서 이것밖에 해주지 못해서 미안하다고 말하면 된다. 노력만큼 성적이 오르지 않으면 그래서 괴롭다고 이야기하면 된다. 말로 표현하는 것만으로도 한결 마음이 가벼워진다. 그리고 울고 싶으면 실컷 울어야 한다.

현대 사회는 웃음을 강요한다. 울음이 북받쳐도 고객 앞에서 웃어야 하고, 직장상사 앞에서 웃어야 한다. 평생을 일해온 직장에서 해고되어도 가족들에게 걱정을 끼치지 않으려면 아내 앞에서, 자식 앞에서 웃어야 한다.

“나는 울지 않아서 강하다”라고 자랑할 일은 아니다. 울지 않는 사람들은 항상 고독하다. 감정을 표현해야 위로를 얻을 수 있다. 감정을 나타내지 않으면 스트레스가 쌓이고, 이렇게 쌓인 스트레스는 결국 한을 만들고, 심혈관질환, 암, 우울증, 화병과 같은 질병으로 이어진다. 나아가서는 우리의 타고난 잠재력마저도 없애버리고 만다.

이토록 우리가 알게 모르게 정신적, 신체적 피해를 입어가면서도 자신의 감정을 억누르고 억지웃음을 지으며 살아가는 이유는 그동안 울음에 대한 편협하고 잘못된 교육의 탓이다. 우리는 울음을 무시하고 등한시하는 잘못된 교육에서 탈출해야 한다. 울음에 대한 부정적인 고정관념을 깨뜨려야 하며, 울음을 통해 정신적, 육체적 도움을 받을 수 있고, 영적으로 성숙할 수 있다는 사실을 깨달아야 한다. 이 책을 통해 울음이 우리의 정신과 육체에 얼마나 중요하고 좋은 것인지를 느끼고, 새로운 시각으로 바라보는 계기가 되었으면 한다.

인간 최초의 언어

  '웃음' 이란 단어를 사전에서 찾아보면 '쾌적한 정신활동에 수반되는 정신활동으로 고정관념이 깨어졌을 때 나타나는 놀람의 소리' 라고 장황하게 설명하고 있는 반면 '울음' 이란 단어는 '울다' 의 명사형으로 '우는 일' 이라고 아주 간단하게 설명하고 있다. 사전에 기술된 울음의 정의를 찾아보았다가 너무도 허탈해서 별의별 생각이 다 들었다. 얼마나 우리 사회가 울음을 등한시하고 울음이 나쁘다는 편견을 가지고 있으면 이토록 사전에서까지 천대를 받는 것일까 하는 생각이 들기도 했다. 그래도 마음을 다시 한 번 다잡고 '울다'를 찾아보았더니 '기쁘거나 슬프거나 아파서 눈물을 흘리면서 소리를 내다' 라고 정의를 내리고 있었다.

  그렇다면 눈물을 흘리며 소리를 내야만 울음인가? 소리 없이 눈물만 흘리는 것은 울음이 아닌가? 이런 의문이 드는 독자들이 있을 것이다.

울음에 대한 정확한 정의를 내리기는 어렵지만, 울음치료법에서 바라보는 진정한 울음이자 효과적인 울음은 크게 소리 내어 눈물을 흘리는 것이다. 효과적인 부분에 대해서는 앞으로 언급할 것이기에 여기에서는 장황한 설명을 생략한다.

어쨌든 '우는 일'이 울음이라고 한다. 이 '우는 일'이 우리가 이 세상에 태어나서 제일 처음 한 일이라는 것에 대해서는 누구도 부정하는 사람이 없을 것이다. 울음은 우리 인간의 첫 호흡이다. 세상에 태어나면서 울음을 크게 터뜨리지 않고 태어난 인간은 없다. 의사나 간호사는 울지 않는 갓난아이의 엉덩이를 때려서라도 울음소리를 듣고 살아 있음을 확인한다. 갓 태어난 아이의 울음소리는 건강 상태 등을 말해주는 최초의 언어이기도 하다.

이렇게 울음은 인간 최초의 호흡이며 언어이다. 아이는 배고플 때 울고, 졸릴 때 울고, 짜증이 날 때도 운다. 좋지 않은 상태를 알리기 위해서는 울어대고, 좋은 상태일 때는 웃음을 짓는다.

울음과 웃음은 가장 원초적이고 단순한 의사 표현 방식이다. 울음은 인간 최초의 호흡이며 언어이고, 웃음은 두 번째 언어인 셈이다. 다시 말해서 웃음과 울음은 정반대의 것이 아니라 같은 선상에 있는 것으로서, 우리 인간에게 가장 중요한 원초적이고도 단순한 의사표현 방식이다. 둘 중 어느 하나라도 통제되면 우리 정신과 육체 건강에 지극히 해가 될 수 있다.

기쁠 때는 웃고 슬플 때는 울면서 감정을 숨기지 않고 표현해야 하는데도 우리는 그동안 지나치게 감정을 통제하고 억눌러 왔다. 원초적이고 단순한 최초의 언어가 통제되면서 그토록 아름답고 순수한 어린아이가 살인자, 마약중독자, 각종 흉악범, 잔인한 독재자, 도덕적으로 타락한 정치인이 된다. 슬프고, 두렵고, 의심에 가득하거나 우울한 사람이 될 수도 있다.

우리에게 소중한 최초의 언어. 울음! 더 이상 울음을 등한시하고 무시하는 그런 일이 없는 세상이 되길 바란다.

신이 내린 또 하나의 선물

우리는 슬프거나 억울하고 괴로운 일이 있을 때 또는 기쁘거나 감동적인 일이 있을 때 감정을 주체하지 못하는 상태에서 눈물을 흘리며 울게 된다. 사전적 의미로는 눈물을 흘리면서 소리 내는 일을 울음이라고 정의했지만, 소리 없이 흐느끼는 울음도 있고 대성통곡도 있어서 울음은 사전적 의미의 한 문장으로 정의하기가 어려울 만큼 매우 복잡하다.

흔히들 울음과 눈물은 연관성이 있는 것으로 생각한다. 하지만 때로는 일치하지 않는 경우도 있다. 예를 들면, 배우가 연기를 위해 소리와 행동으로는 울어도 감정이 수반되지 않아서 안약을 사용해서 거짓으로 눈물짓는 경우다. 또 눈에 이물질이 들어가거나 양파를 깔 때 자극을 받아 눈물을 흘리는 경우다. 이럴 때는 운다고 할 수 없다.

이와 같이 우는 소리와 행동은 흉내 낼 수 있어도 눈물을 흘리는 것은 흉내 내기 어렵다. 또한 눈물을 흘린다고 해서 다 우는 것은 아니다.

진정한 울음은 감정이 수반되어서 눈물과 소리를 겸하는 것이다. 울음치료에서 말하는 울음 역시 마찬가지다.

인간의 울음은 매우 복잡한 성격을 가지고 있다. 인간의 울음은 동물의 울음과는 달리 감정이 담겨 있지만, 어린아이가 보채는 울음은 배고픔, 불편함, 짜증 등 단순하고 동물적인 요구를 해결하기 위한 원초적인 의사 표현 방법이다.

인간의 울음에는 소리만 내는 동물적인 울음과 소리는 내지 않고 눈물만 흘리는 울음, 그리고 이 두 가지를 복합한 울음이 있다. 이 중 가장 이상적인 울음은 감정을 수반한 채로 소리를 내며 눈물을 흘리는 것이다.

이토록 복잡한 인간의 울음을 다시 한 번 정리하여 정의한다면 감정을 동반한 생리적 현상이거나 원초적이고 단순한 의사 표현 방식이다. 따라서 인간의 울음은 심리적, 문화적으로 표현할 수 있으며, 몸과 마음에 쌓인 독소와 감정의 앙금을 말끔하게 정화시킬 수 있다.

울음은 웃음과 더불어 신이 인간에게 내린 또 하나의 선물이다. 그러나 신이 내린 선물 '울음' 에 대해 우리는 아주 부정적인 생각을 하고 있다. '우는 것' 자체기 못난 일이요, 패배자의 전유물인 양 여기는 풍조가 세상에 깔려 있다. 계속해서 강조하겠지만 우는 일이 절대로 창피하거나 못난 일이 아님을 깨닫기 바란다.

우는 일이야 말로 병들어가는 자신의 몸을 지켜주는 것이요, 그 어느 것보다 더 확실한 정신적 지지요법이기에 범죄 발생률을 줄이고, 서로 신뢰하며 더불어 사는 사회 분위기 조성을 도울 수 있는 가장 효과적인 수단이라고 감히 주장한다. 거듭 강조하지만 이제 울음에 대한 부정적인 시선과 고정관념을 깨고 새롭게 인식하기 바란다.

건강을 위한 명약

오래전부터 종교는 몸과 마음은 하나라고 말해왔고 현대의학은 몸과 마음이 하나라는 것을 증명하고 있다. 한때 전국소년체전 표어로 고대 로마의 시인 유베날리스가 한 말 '건강한 신체에 건전한 정신이 깃든다'를 사용한 적이 있다. 아마도 고대 로마 시대에는 스트레스를 받을 일이 많이 없었나 보다. 요즘처럼 정신적인 스트레스로 몸에 병이 생긴다는 사실을 알았다면 아마도 '정신이 건강해야 몸도 건강하다' 라고 했을 것이다.

몸과 마음 중 어느 하나만 건강할 수는 없다. 특히 마음이 건강하지 않으면 육체의 건강은 생각할 수 없다. 마음 상태에 따라서 육체의 건강이 좌우되기 때문이다. 의학자들은 사람의 기분이 몸에 직접적인 영향을 끼친다고 이야기한다. 그래서 울음은 웃음 못지않게 중요한 건강의 지표가 된다.

예를 들어, 우리가 화를 내면 그때 나타나는 생화학적 반응이 우리 몸속에 있는 모든 세포에 일어난다. 화를 내는 것은 어디까지나 정신적인 일이므로, 우리 몸의 세포 조직이나 팔과 다리가 제 스스로 화를 낼 이유는 없다. 그러나 우리가 화를 내면 혈압이 올라가고, 호흡과 맥박이 빨라지고, 근육이 긴장하여 팔과 다리가 떨리고, 얼굴색이 변하고, 눈이 충혈되며 몸에서 열이 나게 된다. 심하면 극심한 두통이나 어지러움증이 나타나고 논리적으로 생각할 수 없게 된다. 이렇게 겉으로 드러나는 변화 외에도 여러 가지 문제도 발생한다. 몸속에서는 스트레스 호르몬이 분비되어 심혈관계에 해를 끼치고, 과잉 에너지가 사용됨으로써 유해산소 생성량이 많아져서 노화가 촉진되며 유전자에 손상을 입힌다. 또한 면역세포의 감소로 면역력이 낮아져서 여러 가지 질병에 걸린다. 이는 정신적인 일이 육체를 지배한다는 것을 잘 말해준다.

화를 낼 때와 같이 우리 몸에 나쁜 영향을 미치는 마음이 있다. 미워하거나 질투하는 마음, 지나친 경쟁으로 긴장하거나 경계하는 마음, 야심으로 가득 찬 냉정하고 비열한 마음, 한이나 복수심, 마음의 상처, 원만하지 못한 대인관계로 생기는 갈등 등이다. 이러한 스트레스 요인들이 참을 수 없을 정도로 극에 달하면 목이 메여 오면서 울고 싶어진다.

이런 감정이 생기면 남의 눈치를 보면서 참거나 억지로 웃기보다는 실컷 울어버림으로써 스트레스 호르몬들 즉 우리 몸에 해로운 독소들을 몸 밖으로 배출해야 한다. 실컷 울고 나면 마음이 개운해지고 정신도 맑아진다. 우리 몸을 건강하게 해주는 마음 상태가 되는 것이다. 여기에 성취감, 사랑, 용서, 친절, 봉사, 빚의 탕감 등 이타심이 더해지면 육체와 정신 모두 최상의 상태가 된다.

억지로 참으면서 울지 않고 힘들어하는 것보다 울어버림으로써 모든 것을 털어버리고 마음을 평화롭게 하는 것이 우리 몸을 건강한 상태로 유지하는 비결이다. 우리 마음이 평화롭고 안정되어 알파파가 뇌를 지배하면 즐겁고 여유로운 기분이 될 뿐 아니라 자신의 능력을 최대한 발휘할 수 있다. 또한 우리 몸의 세포들과 장기(폐, 심혈관, 소화기 등)들이 휴식을 할 수 있게 되어 유해산소의 생성이 최소화되고 면역 수준은 최고가 된다. 따라서 암이나 만성 퇴행성질환은 물론 우울증, 화병과 같은 정신질환이 발을 붙이지 못한다. 암을 세 번이나 극복한 어느 교수는 "내가 암을 이겨낼 수 있었던 것은 맞춤운동의 효과도 컸지만, 울고 싶을 때 크게 소리 내어 울었기 때문"이라고 인터뷰한 내용도 이를 잘 증명해준다. 필자가 그토록 '울어야 산다!' 하고 주장하는 것도 바로 이런 이유 때문이다.

다시 한 번 강조하지만, 삶이 우리를 속일지라도 그 노여움을 가슴속에 쌓아두며 참는 것은 결코 미덕이 아니다. "괴로워도 슬퍼도 나는 안 울어"라는 가사처럼 살지 말고, 괴롭고 슬프면 울어야 한다. 그것이 지혜롭고 건강하게 사는 비법이다. 이따금씩 울고 싶은 마음이 들 때 이제는 체면 따위는 던져버리고 건강을 위해 '엉엉' 크게 소리 내어 울기 바란다. 어렵고 힘든 현대를 살아가는 우리에게는 그 어느 때보다 잘 우는 지혜가 필요하다.

PART 02

울음이 우리 몸에 미치는 영향

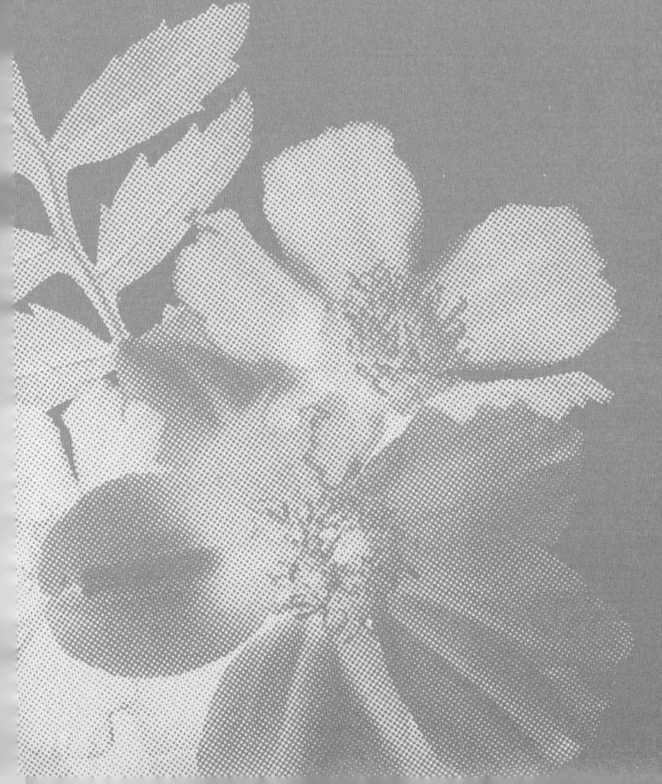

몸속 독소 배출

파트 1에서 설명했듯이 진정한 울음은 감정이 수반되어서 눈물과 소리를 겸하는 것이다. 울음치료에서 말하는 울음 역시 마찬가지다. 슬픈 일이 있을 때나 기쁜 일이 있을 때, 아주 감동적인 일이 있을 때 감정의 무절제 상태에서 눈물을 흘리며 울게 된다.

울음이 건강에 좋은 이유 중 하나는 눈물에 있다. 눈물이 우리 몸에 아주 중요한 해독작용을 하기 때문이다. 눈물이 건강에 좋다는 과학적 근거를 처음으로 제시한 사람은 미국의 윌리엄 프레이어 박사다. 그는 1977년 '알츠하이머를 유발하는 스트레스에 관한 연구' 논문을 발표했다. 그의 논문에 따르면 눈물은 생리학적 기준으로 다음 세 가지로 구분한다.

① 평상시 눈물(지속적인 눈물)

우리 눈에는 보이지 않는 눈물로 눈동자를 깜박거릴 때마다 조금씩 배출되어 눈동자 표면에 골고루 분포되어 있다. 외부에서 침입하는 세균과 박테리아 등을 세척해주는 역할을 한다.

② 자극에 의한 눈물

양파를 깔 때, 연기에 노출되었을 때, 최루가스를 맡았을 때와 같이 외부 자극에 의해서 만들어진다. 자극적인 물질을 희석하기 위해 자동으로 흘리는 눈물이다.

③ 감정에 의한 눈물

감정의 무절제 상태에서 나오는 눈물로서 고단백질이 함유되어 있다. 우리 몸이 스트레스를 받았을 때 세포에 화학적 반응을 일으키는 물질들 즉 스트레스 호르몬을 몸 밖으로 배출한다.

이러한 세 가지 눈물은 그 유형에 따라 배출 경로가 다르다. 자극을 받아 나오는 눈물은 뇌관이 보내는 신호에 따라 생성되는데 비해, 감정에 북받쳐 나오는 눈물은 대뇌의 전두엽에서 보낸 신호를 뇌관이 받아서 흘리게 한다. 감정에 의한 눈물이 전두엽이라는 한 단계를 더 거치는 것이다.

윌리엄 프레이어 박사는 이 세 유형의 눈물은 화학성분이 각기 다르다는 것도 알아냈다. 눈물은 수분과 나트륨, 라이소자임, 글로블린, 스트레스 호르몬, 망간 등의 여러 가지 효소와 항체로 구성되어 있는데, 감정에 의해서 흘리는 눈물에는 자극을 받아 생성된 눈물보다 카테콜라민이라는 스트레스 호르몬이 훨씬 더 많이 포함되어 있다.

눈물에 스트레스 호르몬이 들어 있다는 것은 곧 눈물을 흘림으로써 스트레스 호르몬을 밖으로 내보낼 수 있다는 말이기도 하다. 우리 뇌는 스트레스를 받으면 위기 상황에 대처하기 위해 더 많은 에너지가 필요하다는 신호를 몸에 보낸다. 그러면 부신에서 만들어진 카타콜라민이 혈관을 타고 이동하여 심장 박동을 촉진한다. 이러한 스트레스 호르몬이 몸에 쌓이면 심장을 압박해 심장병, 고혈압 등이 유발된다.

울고 싶은 감정이 느껴질 때는 이러한 독소들을 몸 밖으로 배출하려는 우리 몸의 자체 방어 능력이 가동되었으므로 울어야 건강에 좋다. 울고 싶을 때 울음을 억지로 참으면 심장병, 고혈압, 담 등 각종 질환에 걸릴 위험이 높아진다. 다시 한 번 강조하지만, 이것이 울어야 살 수 있는 이유이기도 하다. 울고 싶은 것을 억지로 참아가면서 몸속의 독소를 쌓으며 살 이유는 없다. 울고 싶으면 마음껏 실컷 울며 몸속의 독소를 배출시켜야만 한다.

눈물의 성분

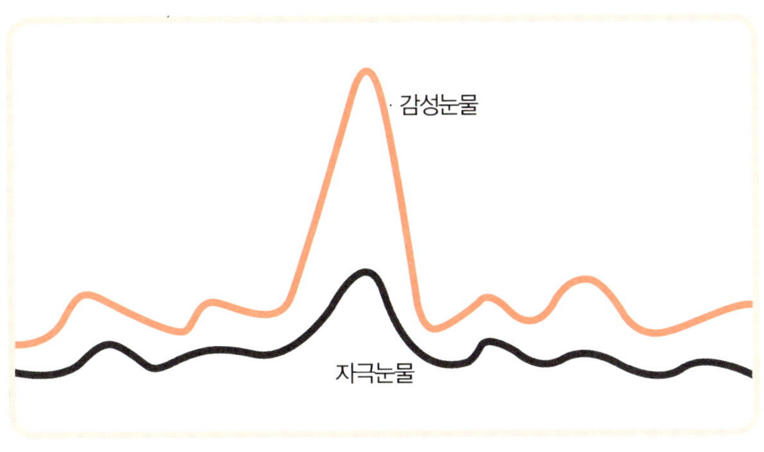

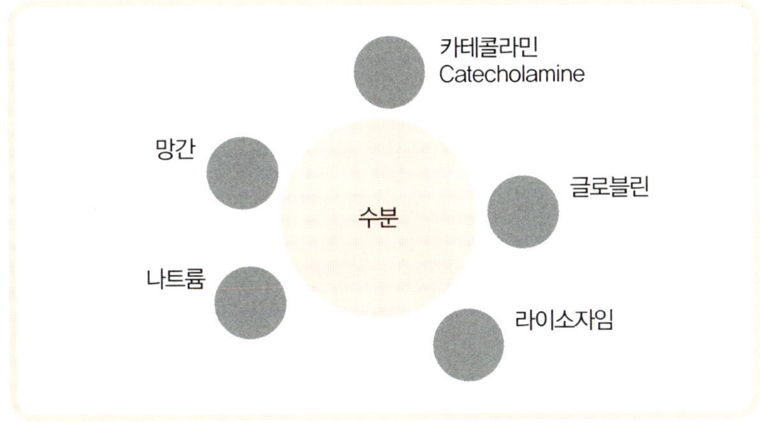

면역력 증강과 원활한 혈액순환

즐겁게 웃으면 기분이 좋아지고 면역력이 높아지는 것처럼 마음
껏 울고 나면 스트레스가 해소되어 심신이 건강해진다. 전문가들은
감정적인 눈물은 정신적인 충격을 덜어준다고 말한다. 눈물은 우리
몸의 자연방어제라고 할 수 있다. 암 전문의 이병욱 박사는 "울기 전
에는 스트레스로 억압된 상태였지만 울다 보면 분노가 눈물에 씻겨
감정이 크게 희석된다. 눈물을 흘리고 난 후에는 아드레날린이나 코
티졸 같은 스트레스 호르몬이 크게 줄어드는데, 이 두 호르몬이 줄어
들면 부교감신경이 확장되고 상대적으로 면역력이 크게 증가한다."
라고 했다.

눈물을 흘릴 때 우리 몸은 심장 박동이 증가하고 강해지기 때문에
혈액순환이 빨라져서 구석구석 세밀하게 뻗어 있는 모세혈관이 기지

개를 펴는 듯한 효과가 생겨서 피부도 고와진다. 눈물을 흘리면 모세혈관이 확장되어 잠시 혈압이 올라가지만, 눈물을 흘린 뒤에는 마음이 홀가분해지고 차분해져서 혈압이 내려간다.

눈물을 흘리고 난 뒤에 속이 후련해지고 스트레스가 풀렸다고 느껴지는 이유는 일본 토호대학교 의과대학의 히데오 교수가 과학적으로 제시했다. 그는 뇌파, 안구 운동, 심전도 변화를 관찰하는 연구를 통해 눈물을 흘리는 순간에는 스트레스가 극에 달하지만 눈물을 흘린 직후에는 평상심의 상태로 돌아간다는 사실을 밝혀냈다.

뇌혈류 변화 비교

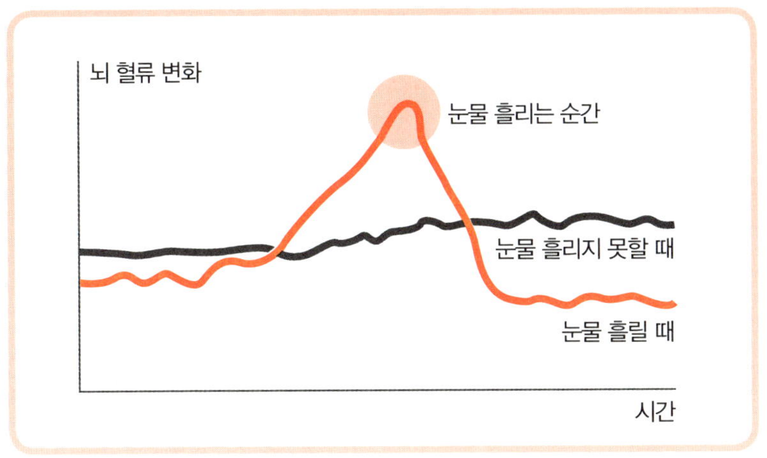

통증 완화와 몸에 좋은 호르몬 분비

울음은 폐활량을 증가시켜 몸이 산소를 많이 받아들이며 호흡량을 늘어나게 하고 면역체계와 관계되는 림프계에서 림프의 순환을 촉진한다. 그러면 면역력이 증가하여 엔도르핀, 엔케팔린, 세로토닌 등 우리 몸에 좋은 호르몬이 분비된다. 이러한 호르몬들은 모두 바이러스에 감염된 세포를 치료하고 암세포를 죽이는 세포인 NK세포 Nature Killer Cell를 증가시키는 역할을 한다. 울음이 암을 막아준다는 말은 이 때문에 나온 것이기도 하다.

엔도르핀이나 엔케팔린은 고통 완화를 위해 몸속에서 저절로 생성되는 진통 물질로 신경 펩티드 호르몬이다. 그래서 통증이 심한 환자들을 웃거나 울게 해서 엔도르핀의 생성을 촉진하면 고통을 줄일 수 있다는 주장이 있다. 일본의 류머티즘 분야의 권위자인 요시노

신이치 교수도 눈물을 흘리게 하면 고통을 덜고 병을 낫게 할 수 있다고 주장하고 있다. 그는 자신이 치료하는 류머티즘 환자 20명에게 슬픈 이야기를 들려주고 눈물을 흘리게 한 다음 신체 변화를 살피는 임상실험을 한 결과 류머티즘 통증의 원인 중 하나인 특정 물질이 실험 전에 비해 현저하게 줄었다고 했다. 그래서 그의 병원에서는 통증이 심한 환자들을 대상으로 웃음치료와 울음치료를 병행하고 있으며, 그 환자들의 진통제 투여 횟수가 현격하게 줄었다고 보고하고 있다.

정신 건강 증진

우울증의 원인은 여러 가지가 있지만 세로토닌, 도파민 등 우리 뇌 속의 신경전달 물질의 이상도 그 하나이다. 뇌 속 신경전달 물질의 이상으로 생긴 병변은 울음으로 개선할 수 있다. 울음이 우울한 기분과 정신적인 충격을 희석하여 마음을 진정시키고 부교감신경을 안정시켜서 신경전달 물질의 생성을 촉진할 수 있도록 도움을 주기 때문이다.

우리나라 사람들에게 흔히 발견되는 화병은 '국제질병분류기호'에 등재될 정도로 국제적으로 공인된 정신질환으로서 누적된 스트레스가 주요 원인으로 지적되고 있으며, 국제적인 공용어로 발음 나는 대로 'Hwabyoung'으로 통용된다. 우울증이나 화병 등과 같은 정신질환은 모두 마음속에 쌓여 있는 감정들을 제대로 풀지 못해서 생기는 병들이다.

정신질환을 개선하는 방법으로는 실컷 울고 난 뒤 후련한 마음으로 자신이 처한 환경과 미래에 대한 부정적인 생각을 버리고, 긍정적인 생각으로 현재의 문제를 다루는 것에서 찾을 수 있다. 그러나 무엇보다도 이런 문제들이 생기기 전에 자신의 감정을 있는 그대로 표현하고 울고 싶을 때 실컷 울어야 한다. 누구의 눈치도 볼 것 없이 울고 싶으면 정신 건강을 위해 엉엉 소리 내어 울어야 한다. 울어야 산다!

한국웃음센터에서 진행하는 웃음치료사 연수 과정에는 울음치료 프로그램이 들어간다. 처음에 연수생들은 웃음치료를 배우러 왔는데 뜬금없이 무슨 울음치료인가 하는 반응을 보이다가 울음치료를 경험하고 나면 이제 정말 진심으로 웃을 수 있게 되었다며 울음의 효과에 대해 좋은 반응을 보인다. 그중에서 기억에 강하게 남는 한 연수생을 소개한다.

멀리 해외에서 동포 노부부 한 커플이 연수에 참가했다. 연수 기간 중 그들은 젊은 사람들 못지않은 열정으로 아주 적극적으로 모든 프로그램에 참여했다. 연수 둘째 날 밤, 울음치료 시간을 앞두고 그 부부 중 남편 되는 분이 찾아와서 울음치료 프로그램에 참가하지 않겠다고 했다. 그 이유는 자신은 우는 분위기가 싫을 뿐 아니라 부모님이 돌아가셨을 때도 울지 않았을 정도로 울지 않는 사람이기에 괜히 울지도 않을 거면서 프로그램에 참가하여 방해하고 싶지 않다는

것이었다. 또 한 가지 이유는 행여라도 울게 된다면 아내가 보는 앞
에서는 눈물을 보이고 싶지 않아서라고 했다.

그런 그에게 울지 않아도 좋으니 아내가 울면 꼭 안아주고 달래면
울음치료 효과가 더 크다며 설득하여 프로그램에 참가시켰다. 울음
치료 프로그램을 시작하고 모든 참가자들이 울음을 터뜨리는데 그를
포함한 남자 연수생들이 울음을 참고 있는 모습이 보였다. 그는 울음
을 참으면서 아내를 꼭 안고는 달래주고 있었다.

그런데 잠시 후 아내를 안고 있던 그도 울음을 터뜨렸다. 참가자
들 중 가장 큰 소리로 울부짖으며 연신 "미안해!"를 외쳤다. 그들 부
부는 그렇게 한참을 서로에게 미안하다는 말과 고맙다는 인사를 주
고받으며 울고 있었다. 그렇게 서로에게 평소에는 하지 못했던 말을
다하며 위로했다. 서로 감싸 안고 토닥거려주기도 하면서 진심으로
마음속 깊은 대화를 나누고 있었다. 그들의 울음은 더 이상 슬픔의
눈물이 아닌 감동과 감사, 기쁨의 눈물이었다.

울음치료를 진행하던 필자도 그들을 보면서 울고, 울음을 참고 있
던 다른 참가들도 따라 울고, 울다가 울음이 멈췄던 참가자들은 또다
시 울기 시작했다. 모든 참가자들이 그야말로 누구의 눈치도 볼 것
없이 마음속 감정을 있는 그대로 표현하며 눈물과 통곡으로 모든 것
을 밖으로 토해냈다. 울다가 지쳐서 탈진을 할 정도로 한없이 울고
또 울었다.

그 시간이 끝난 후 참가자들은 모두 공통된 소감을 이야기했다.

평생에 그렇게 실컷 울어본 것도 처음이었고, 우는 일이 이토록 후련하고 모든 감정을 정리하는 것인 줄 미처 몰랐다고 했다. 특히 그 해외 동포 부부는 40년을 넘게 같이 살면서 서로에게 하고 싶었지만 가슴 깊이 묻어두고 참았던 말을 눈물과 함께 쏟아냄으로써 그동안 쌓였던 앙금을 풀고, 진심으로 서로 사랑을 확인하는 시간이 되어서 정말 행복하다고 표현했다. 남편 분은 머나먼 타국 땅에 이민 간 후 자리를 잡기까지 약해지지 않으려 일터에서나 집에서나 바늘로 찔러도 피 한 방울 나오지 않을 냉혈한이 되어야만 했기에 자신이 아내와 자식들에게 많은 상처를 주었다는 것을 알고도 미안하다고 표현하지 못했는데, 이제는 눈물로써 사과하고 용서받았으니 자신을 용서할 수 있다고 했다.

요즈음도 그에게서 이메일이 온다. 이제 그분은 아내는 물론 자식들 앞에서도 감정을 솔직히 표현하며 울음이 나오면 울고, 웃음이 나오면 크게 웃는다고 한다. 그러다 보니 가정뿐 아니라 사업장에도 아주 좋은 변화가 생겼다. 그는 눈물의 효과를 확실히 알고 있는 것 같았다. 운다는 것은 자신의 감정을 꾸밈없이 드러내고 복잡한 인간관계 속에서 생기는 갈등을 이겨내며 행복한 길로 나가는 원초적이고 솔직한 첫 걸음이다. 그는 이 사실을 느끼며 실천하고 있는 것이다.

울지 않으면 장기가 대신 운다

한 순간 가슴에 응어리진 감정이 슬픔을 낳고 만사가 귀찮고 부정적인 생각이 엄습하는 경우가 있다. 그때는 가슴이 답답할 뿐 아니라 서럽기까지 하여 눈물이 앞을 가린다.

이런 감정이 느껴지면 호르몬의 변화가 일어난다. 우선은 스트레스 호르몬이 분비되어 신체 각 부분이 자극을 받는다. 스트레스에 적응하기 위해 신경조직은 극도로 긴장한 상태에서 활동을 증가시키고, 부신은 아드레날린을 핏속으로 분비시켜 신경조직에 영향을 준다. 그러면 심장이 불규칙하게 뛰고 혈압이 올라가게 된다. 혈관이 수축되고 당과 산소를 근육에 공급하기 위해 피부의 혈관들이 줄어들어 얼굴이 창백해지기도 한다. 또한 간에 축적되어 있는 포도당이 분비된다. 이러한 스트레스 자극이 계속되면 뇌하수체에 의해 ACTH호르몬이 분비되고, 장기적인 스트레스 반응이 나타나기 시작한다. 이러한 이유로 스트레스가 계속 쌓이면 우울증과 화병, 고혈압, 동맥경화, 위궤양, 불감증, 현기증 등과 같은 이상이 초래된다.

이러한 반응에서 우리 몸을 보호하려면 울고 싶을 때 참지 말고 울어야 한다. "울고 싶을 때 울지 못하면 장기가 대신 운다"라는 말을 반대로 생각해보면 결국 우리 몸이 질병에 사로잡히는 것을 울음이 방지할 수 있다는 의미다.

최근 미국 보건과학센터의 거서리 박사에 의하면 동맥경화증에 걸린 환자 중 소리 내어 우는 사람이 소리는 내지 않고 울음을 억누르며 눈물만 흘리는 사람에 비해 심장마비를 일으킬 가능성이 적다고 한다. 즉, 슬픈 감정을 느낄 때 직접적으로 자신의 감정을 표현하면서 소리 내어 우는 것이 슬픔을 그냥 삭이는 것보다 신체에 좋은 영향을 미친다는 말이다.

울음의 효과를 믿는 의학자들과 심리학자들이 '울고 싶으면 다른 사람을 의식하지 말고 실컷 울어라. 그것도 아주 크게 소리 내어 대성통곡을 하라' 고 이구동성으로 강조하는 것은 어쩌면 당연하다. 실컷 울고 나면 무엇인가 시원해지는 느낌을 받는다. 비록 슬프고 괴로운 감정으로 울었지만 몸과 마음이 정화되어 아주 편안한 상태가 되기 때문이다. 울고 싶을 때 울지 않으면 장기가 대신 운다. 울고 싶으면 울어야 한다. 울어야 산다!

하지만 우리 사회가 그렇게 쉽게 울도록 내버려두지 않는다. 그래서 우는 일 자체가 스트레스가 되는 경우가 더 많다. 다음 장에서는 효과적으로 우는 일 즉, 정신적으로나 육체적으로 최대 효과를 느끼며 낙오자와 무능력자라는 오명을 쓰지 않고 우는 방법을 알려주고자 한다.

PART 03

어떻게 울어야 하나

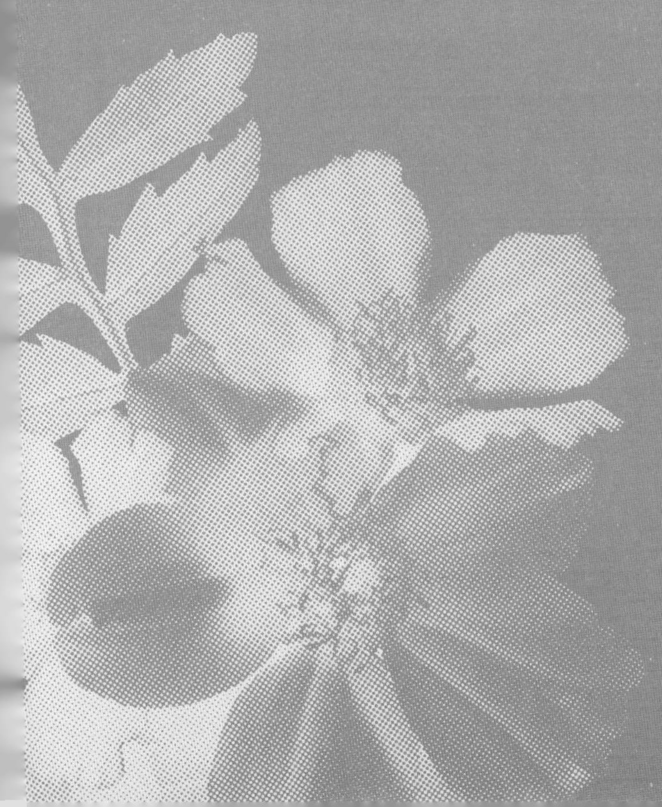

아이의 울음을 막아서는 안 된다

파트 1에서 말했듯이 울음은 신이 내린 선물이라고 할 만큼 중요한데도 갓난아이 시절부터 시작하여 점차 나이를 먹어가면서 설 자리를 잃어간다. 흔히 아이가 울면 칭얼거리거나 보채는 것으로 여기고 울음을 그치게 하려고 온갖 것으로 달래고 위협하고 심지어는 때리기조차 한다. 동요조차도 "울면 안 돼, 울면 안 돼"라는 가사가 나올 만큼 우는 아이는 나쁜 아이고 울지 않는 아이가 착한 아이라는 식의 내용을 담고 있다. 울음치료사에게는 아주 불만스런 내용이 아닐 수 없다. 아이의 울음을 슬픔을 동반하여 우는 성인의 울음으로 생각하는 아주 위험한 생각이라고 말하지 않을 수 없다.

아이가 슬픔을 동반해서 우는 것은 어느 정도 컸을 때나 가능하다. 아이의 울음은 감정을 동반하기보다 여러 가지 기호적인 의미를 강하게 담고 있는 것으로 성인의 울음과 다르다. 그런데도 우리는 어린 아이에게 우는 것은 창피한 일, 나쁜 일이라고 교육하며 울지 않은 아이가 씩씩하고 착하며 어른스러운 사람이라 가르치고 있다. 울고 싶은 아이를 울지 못하게 하면 커다란 마음의 응어리가 가슴에 쌓여 평생 굴레가 될 수 있다는 것을 모르고 하는 소리다. 지금이라도 슬플 때 우는 것은 창피한 일이 아니라고 아이들에게 가르쳐야 한다.

울고 싶은 아이의 울음을 제지시키면 아이의 건강과 성장에 좋지 않다. 아이가 성장한 후에도 감정 표현에 장애가 올 수 있다. 미국의 아동심리학자 솔터 알레타 박사의 '아이들의 눈물이 정신건강에 미치는 영향' 연구 논문을 빌어 이에 관해 설명하겠다.

아이들에게 울음은 의사표현의 중요한 수단이다. 이를 테면, 병원은 아이들에게 매우 두려운 장소이다. 아이들은 울음으로 병원에서 느끼는 공포를 표현한다. 그 공포감을 울음으로 실컷 표현한 아이는 병으로부터 회복이 빠르다고 한다. 그러나 울음을 달래고 제지받은 아이는 회복도 늦고 나중에 문제가 생긴다고 한다. 병원에 대한 공포감이 지속되는 것이다. 그러므로 아이의 울음을 달래는 것은 좋지 않다는 것이 알레타 박사의 주장이다.

아이들은 생후 6개월 정도가 지나면 공포와 두려움을 느낀다. 아이는 공포를 느낄 때 울기 마련인데 만약 울음을 제지당하면 그 공포가 정신적 충격으로 남아 뇌의 기억장치 속에 저장된다. 아이가 울거나 짜증을 낼 때 혹은 분노할 때는 그대로 두는 것이 좋다. 실컷 울거나 분노하고 나면 똑같은 상황에 처해졌을 때 더 이상 공포를 느끼지 않게 되기 때문이다.

알레타 박사는 마음껏 우는 것은 아이들의 사회생활에도 큰 도움이 된다고 했다. 어린아이들은 자신이 원하는 만큼 울고 분노하게 해줄 경우 다른 사람들과 잘 어울려서 산다. 사물이나 현실을 왜곡된 시각으로 보지 않기 때문이다. 반대로 아이의 울음을 달래거나 제지하면 앞에서도 말했지만, 뇌 속에 울고 싶은 잔영이 그대로 남아 정신적·육체적 건강에 악영향을 미치며, 성장 후에도 감정 표현에 장애가 생긴다.

필자의 울음치료에 참가한 사람 중에 자신을 '깨순이'라고 소개한 분이 있다. 깨순이는 얼굴에 주근깨가 있어서 학창시절 친구들이 부르던 별명이라고 했다. 어린 시절 상처가 되었을 수도 있는 신체적 콤플렉스를 자신의 매력이라고 말하는 그녀는 아주 당당하고 긍정적인 모습이었다. 하지만 그녀는 사람을 믿지 못하고 이유를 알 수 없는 공허함과 그리움 때문에 자주 우울증에 빠졌다. 그 영향으로 남편을 비롯한 주위 사람에게 고통을 주는 일이 자주 있어 프로그램에 참여했다.

그녀가 잊고 있었던 가슴속 상처의 시작은 아주 어린 시절로 거슬러 올라가야 했다. 그녀는 다섯 살 무렵 아버지가 돌아가시고 외갓집에 맡겨졌다. 다섯 밤만 자고 나면 자기를 데리러 오겠다고 하신 어머니는 끝내 돌아오지 않았다. 그녀가 엄마를 부르며 울면, 외갓집 식구들이 울지 못하게 야단을 치거나 구박하는 바람에 어린 소녀는 이불속에서 혼자 눈물을 삼키며 잠이 들곤 했다. 사무치도록 그리운 엄마를 부르며 목 놓아 울어도 모자랐을 텐데, 그마저 억압받았으니 오늘에 이르러 사람들을 믿지 못하게 되고 이유를 알 수 없는 그리움으로 우울증에 빠지게 되었다.

그녀는 엄마를 그리는 한편 원망도 하면서 외갓집 식구들의 눈치를 보느라 제대로 울지도 못하는 기억 속 불쌍한 어린 소녀를 부둥켜안고 정신없이 한참을 대성통곡했다. 그렇게 실컷 울고 난 후에야 오랜 세월 꽁꽁 묶여 있던 가슴속 상처를 치유할 수 있었다. 이런 점에서 본다면 아이의 울음은 성장에 꼭 필요하다.

우리 조상들은 아이의 울음이 성장에 꼭 필요한 것이라 여기고 무척 관대했다. 인간이 태어나면서 운다는 것 때문에 울음 자체를 긍정적으로 여겼다. 그래서 아이가 우는 것을 당연한 것으로 보고, '큰 소리로 우는 아이는 커서 노래를 잘 부른다'고 말하는가 하면 '아이는 울면서 큰다'며 울음이 아이의 특징이라고 생각했다. 갓난아이가 태어날 때 울음소리의 강도로 건강을 확인하기도 했다. 이미 미국의 심리학 박사보다도 먼저 아이의 울음이 성장에 꼭 필요하다는 것을 알고 긍정적으로 바라보았다. 아이의 울음은 성인들의 울음과는 달리 그 자체가 언어이고 신호이기 때문에 필요하다고 생각했다. 그래서 '우는 아이에게 젖 준다' 라는 속담이 생겨났다.

그렇다고 아이의 울음을 무조건 긍정적으로 바라본 것만은 아니다.

아이의 울음을 달래려고 여러 가지 방법을 시도한 옛날이야기도 있다. 우리가 흔히 알고 있는 '호랑이와 곶감' 이야기는 아이의 울음을 그치게 하려고 우는 아이에게 갖가지 무서운 동물들을 나열하여 공포감도 조성해보지만 결국 '곶감 줄게, 그쳐라' 라는 말로 울음을 멈추게 했다는 내용이다. 아이의 우는 습관이 성인이 되어서 성격을 좌우한다고 생각했기에 아이의 울음을 통제하거나 억압하기보다는 아이가 좋아하는 곶감을 주어 달랬다는 말이다.

아등바등 눈물을 삼키며 억지로 웃으며 세월이 흐르는 동안 가슴에 쌓인 상처들은 몸을 병들게 하고 정신을 황폐화시켜 우울증, 정신장애, 성격장애를 일으켜 개인과 사회를 병들게 하고 있다고 해도 지나친 말이 아니다. 자신의 감정을 숨기고 억지웃음을 짓는 백화점 점원, 스튜어디스, 민원실에서 근무하는 공무원, 영업사원 등의 직업군에서 우울증, 대인기피증이나 산재 사고가 다른 업종보다 월등히 많이 발생했다는 뉴스가 이를 증명해준다.

화가 나고 울음이 나오면 실컷 울어야 한다. 그 울음을 꾹 참고 억지로 웃다보면 몸과 마음에 병이 든다. 자신의 감정에 솔직해야 한다.

"울어야 산다!"

백 번, 천 번을 강조해도 결코 틀린 말이 아니다. 이 세상에서 울음만큼 훌륭한 스트레스 해소 방법은 없다. 울음은 정신적으로나 육체적으로나 삶의 짐을 덜어주는, 웃음보다 더 강력한 도구이다. 수많은 연구 자료들이 이를 뒷받침해주고 있다.

일부러라도 울어야 한다

영국의 다이애나 왕세자비가 교통사고로 사망하던 해 영국에는 우울증 환자가 반으로 감소했다는 통계가 있다. 이 현상을 가리켜 심리학자들은 '다이애나 효과'라고 이름 지었다. 다이애나의 죽음을 계기로 시작된 울음이 오래 묵은 스트레스와 좋지 않은 감정들을 씻어주었기 때문이다. 무엇 때문에 울기 시작했든 기분이 개운해지면서 몸과 마음이 건강해지는 효과는 같다. 그러므로 일부러라도 울어야 한다.

평소 억눌렸던 감정을 털어내기 위해 일부러 우는 사람들도 있다. 강원도에 있는 한 명상 캠프에서 울면서 스트레스를 풀고 있는 사람들이 화면을 통해 방송으로 나온 적이 있다. 그들은 춤도 추고 소리도 지르면서 마음껏 울었다. 그들이 울기 위해 사용한 방법은 인도에서 시작된 '미스틱 로즈' 라는 정통 명상법이다. 자세한 내용은 이 책의 파트 6에서 설명하기로 한다.

가까운 일본에는 정기적으로 울기 모임을 하고 있는 사람이 있는가 하면, 미국에는 프라이멀 요법 센터를 찾는 이들이 점점 많아지고 있다. 프라이멀 요법은 유아기의 감정으로 돌아가 출생 이후 쌓여진 내면의 상처를 울음으로 치유하는 것이다.

물론, 울음만으로 상처가 치유되는 것도 아니고 스트레스가 해소되는 것도 아니다. 울음은 감정 해소의 역할을 하지만, 근본적인 원인을 없애주는 것은 아니기 때문이다. 그런데도 울음을 권하는 것은 마음의 상처와 스트레스로 생기는 질병이나 우울증을 예방해주기 때문이다. 눈물이 스트레스 호르몬을 몸 밖으로 배출해준다는 것을 생각하면 어느 정도 수긍이 갈 것이다.

그렇다고 아무 때나 즐겨 울라는 말은 아니다. 시도 때도 없이 감정의 기복이 심하고 눈물이 난다면 우울증의 초기 증세를 의심해야 한다. 우울증의 초기 증상은 감정이 자주 변할 뿐 아니라 무기력증, 식욕부진, 불면증 등을 2주 이상 동반하는 경우가 많으므로 평소 유심히 관찰해볼 필요가 있다.

우는 데도 요령이 있다

울음의 방법론은 별다른 것이 없다. 울고 싶으면 누구의 눈치도 보지 말고 크게 소리 내어 엉엉 울어버리면 된다. 웃을 때 크게 소리 내어 박수를 치면서 온몸을 흔들며 박장대소하는 것이 건강에 좋듯이 울 때도 역시 큰 소리로 온몸의 근육을 움직이며 대성통곡하는 것이 건강에 좋다.

'어엉! 어엉!' 하면서 대성통곡을 하며 온몸으로 울면 복직근이 운동을 시작하고, 따라서 장도 출렁출렁 움직이므로 장 기능까지 좋아진다. 온몸으로 대성통곡을 하고 나면 이뮤노글로블린-G라는 항체가 두 배로 증가하여 면역체계 향상은 물론 소화력도 좋아진다. 땀과 눈물의 분비로 노폐물이 배출되고 혈액순환이 원활히 일어나므로 피부 톤도 좋아진다.

‘웃으면 복이 온다’는 속담이 있듯이 웃음은 심신에 좋은 영향을 준다. 울음 역시 마찬가지이다. 울고 싶을 때 큰 소리를 내어 우는 것은 몸과 마음을 편안하게 안정시켜주며 상상을 초월하는 좋은 영향을 끼친다. 울면 재수 없는 것이 아니라 건강해지고 행복해진다.

울고 싶으면 더 이상 눈물이 나오지 않을 때까지, 울다가 지쳐 버릴 때까지 큰 소리로 울어야 한다. 어느 한적한 바닷가에 가서 실컷 울고 싶으면 말만 하지 말고 실천해야 한다. 괴롭고 힘들 때는 그렇다고 표현하고, 울고 싶으면 목 놓아 엉엉 울어야 한다. 핑계 김에 일부러라도 울어야 한다.

괴로워도 슬퍼도 울지 않고 참고 견디는 것은 결코 강한 것도 아니고 미덕도 아니다. 괴롭고 슬프고 화가 나고 울고 싶으면 시원하게 울어야 한다.

하지만 현대 사회는 우는 사람을 용납하지 않는다. 실제로 주변을 둘러보면 자주 눈물을 흘리는 사람은 대부분 마음이 여리고 정신적으로 미숙한 사람이 많다. 일반적인 시선으로 냉정히 바라보면 똑같이 힘든 상황인데 정신적으로 강인한 사람은 끝까지 참아낸다. 그렇다고 해서 스트레스를 더 받는 것도 아니다. 강인한 사람들은 그 정도는 마음으로 받아들이고 삭일 수 있을 만큼 단련이 되어 있기 때문이다.

지금까지 ‘울어라, 울어야 산다’ 라고 주장하던 필자가 갑자기 눈물을 보이는 사람은 대부분이 마음이 여리거나 정신적으로 미숙하다고 말하니 혼란스러울 것이다. 여기서 따져보아야 할 것은 울음의 원인이 되는 상황이다. 울어야 할 상황에 눈물을 보이며 우는 것은 당연하다. 하지만 우리 사회는 그것조차 고운 시선으로 바라봐주지 않으니 문제다. 그래서 우는 데도 요령이 있다.

예를 들어, 어떤 문제가 있어서 다툼이 벌어졌다고 가정해보자.

이성적인 사람은 쉽게 눈물을 보이지 않고 자신의 주장과 입장을 끝까지 명확하게 전달하려고 애쓸 것이다. 그러나 감정적인 사람들은 그보다는 먼저 화를 내고 감정에 북받쳐 울어버림으로써 문제를 흐지부지하게 만드는 일이 많다. 이 경우 쉽게 울어버린 사람에게 후하게 점수를 줄 사람은 없다. 아마 대부분은 한심하다는 표정으로 바라볼 것이다.

이런 상황에서는 우는 사람의 마음도 후련해질 리가 없다. 오히려 무시당하는 상황이어서 스트레스가 더 쌓일 것이다. 아무리 울음이 스트레스를 풀어주고 건강에 좋다고 한들 이런 상황에서는 절대로 좋을 수가 없다. 의사 표현을 명확히 해야 하는 상황에서 울어버림으로써 문제를 흐지부지하게 만든다면 웃음이 건강에 좋다고 해서 장례식장에서 박장대소하는 것과 다를 바 없다. 그러므로 일단은 상황을 잘 정리하고 난 후에 울어야 한다.

건강하게 우는 방법 두 가지를 소개해본다.

첫째, 자신을 100% 이해해주고 받아들여줄 수 있는 사람 앞에서 목 놓아 운다. 우는 모습을 한심하게 바라보는 사람들 앞에서 스트레스를 받으며 울어서는 안 된다. 정신과 상담을 하는 동안 감정에 북받쳐서 엉엉 우는 환자가 종종 있다. 그럴 때 의사는 환자가 울음을 그칠 때까지 달래거나 제지하지 않고 옆에서 가만히 지켜보면서 실컷 울게 내버려둔다. '울음요법'이라고 하는 이 방법은 정신과 치료에 어느 정도 효과가 있다. 목 놓아 울고 난 환자는 대부분 편안한 표정으로 자신의 이야기를 거리낌 없이 풀어낸다. 환자는 담당 의사가 자신의 처지를 이해하려 애쓰고 있고 받아들여줄 것이라고 믿고 의지하기 때문에 마음 놓고 울음을 터트리는 것이다. 그러는 사이 스트레스도 어느 정도 해소되고 자신의 문제점을 바라볼 수 있게 된다.

둘째, 정서적인 카타르시스를 경험한다. 즉 슬프거나 감동적인 영화, 음악, 소설 등 문화적인 매체나 명상 등을 통하여 감성을 자극함으로써 눈물을 흘린다. 정서적인 카타르시스를 경험하여 눈물을 흘리게 하는 방법은 울음치료의 기법이기도 하다.

남자가 더 많이 울어야 한다

남자는 슬프다. 남자라는 이유로 우는 것도 마음대로 할 수 없다. '남자가 그깟 일로 왜 우느냐', '남자는 태어나서 평생 세 번만 울어야 한다'는 말이 울 수 있는 자유를 방해한다. 그래서인지 나이가 들수록 눈물은 여자의 전유물처럼 여겨진다.

남자가 눈물을 보이는 것이 왜 수치라고 생각하는지 그저 답답할 따름이다. 남자는 평생 세 번 울어야 한다는 말은 사내는 울어야 할 때가 따로 있으며, 그때에는 실컷 울어야 한다는 적극적인 의미로 해석해야지 절대로 울어서는 안 된다는 뜻으로 받아들여서는 안 된다. 남자는 울어서는 안 된다는 것은, 남자와 여자가 울어야 할 때와 장소가 다르고 남자가 울어야 할 상황과 조건이 있다는 것일 뿐, 울어서는 안 된다는 절대적인 명제는 아니다.

하지만 남자도 특별한 명분이 없어도 울고 싶을 때는 울어야 한다. 사실은 남자가 더 많이 울어야 한다. 그 이유는 과학적으로도 이미 증명되었다.

미국의 미네소타주 세인트폴에 있는 램지 재단 알츠하이머 치료 연구센터의 책임자인 빌 프레이 박사는 울음과 눈물에 대한 흥미로운 보고서를 발표했다. '남자가 여자보다 평균 수명이 짧은 이유 중 하나는 여자보다 덜 울기 때문' 이라는 것이다. 빌 프레이 박사의 연구 보고서에 따르면, 미국 성인의 경우 여자는 한 달에 3.5회 우는 반면, 남자는 1.4회에 지나지 않았다. 한 달에 한 번도 울지 않은 여성은 6%에 지나지 않는 반면, 남성은 50%가 한 번도 울지 않았다고 한다. 우는 형태에도 차이가 있었는데, 남자는 눈물을 삭이며 잘 흘리지 않으려 하고, 여자는 눈물을 많이 흘린다고 했다. 이러한 차이는 '남자는 강해야 한다. 우는 것은 약한 여자나 할 일' 이라고 교육을 받았기 때문이라고 한다.

남자를 울지 못하게 하는 것은 우리나라뿐만 아니라 전 세계적으로 공통된 문화인 것 같다. 이러한 교육이 남자들에게 강인함을 키워 주었을지는 모르지만, 여성에 비해 수명을 단축시키는 요인을 만든 것이나 다름없다.

남자는 여자보다 눈물의 양 자체가 비교할 수 없을 정도로 많다. 눈물 분비샘의 꼬리가 여자보다 크기 때문에 눈물이 더 많이 만들어진다. 평소에 울지 않던 남자가 한 번 울면 닭똥같이 굵은 눈물을 뚝 뚝 흘리는 것도 그런 이유에서이다.

여자보다 훨씬 많이 만들어지는 눈물을 흘리지 않고 참는 것은 눈물 속에 포함되어 있는 배출되어야 할 나쁜 물질을 여자보다 더욱 많이 몸속에 축적시켜 수명을 단축시키는 일이라는 것은 너무도 당연하다. 눈물의 성분 가운데 면역글로블린 A와 같은 성분도 남자의 눈물에서 더 많다. 생리적으로 보더라도 남자들이 눈물을 더 많이 흘리는 것은 타당한 일이다.

이제 제발 '남자는 절대 울지 않아야 한다' 라는 고정관념에서 벗어나기 바란다. 남자들도 울고 싶을 때는 엉엉 소리 내어 울어야 한다. 어떤 일이 있어도 울지 않는 것은 결코 남자다운 일도 아니고 미덕도 아니다. 오래 살기 위해서라도 크게 울어야 한다. 남자가 우는 것은 절대로 모자란 일도 아니고 창피한 일도 아니다.

PART 04

울음의 원인, 상처

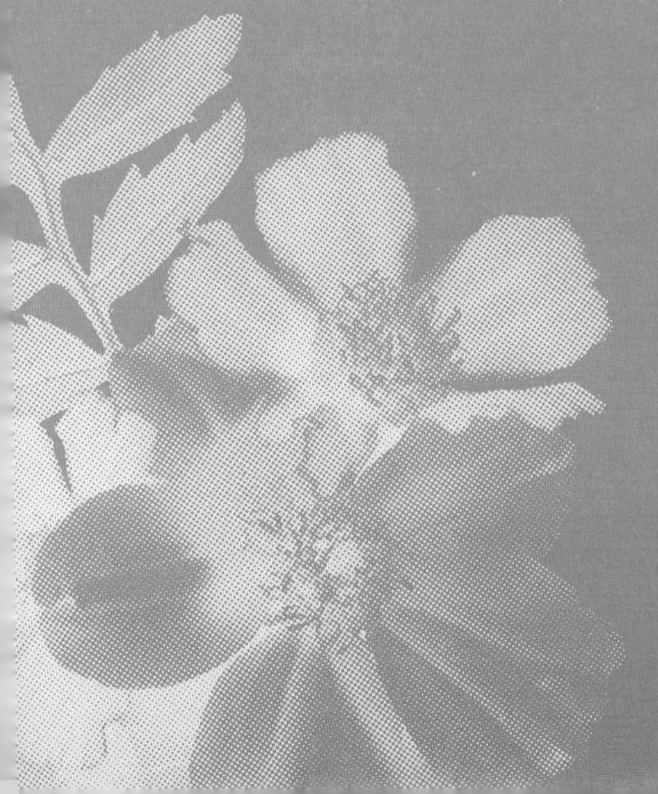

마음속 상처받은
'또 다른 나'를 달래주어라

여기까지 이 책을 읽어오는 동안 울음과 눈물에 대해 어느 정도는 긍정적으로 이해했으리라 믿는다. 이번 장에서는 울음을 통하여 무의식 속에 내재해 있는 상처받은 자아인 '또 다른 나'를 발견하고 치유하는 것에 이해를 돕기 위해 우리가 언제 어느 경로로 상처를 받고, 그 상처가 치유되지 않으면 인생에 어떤 걸림돌이 되는지 알아보기로 한다.

많은 심리학자들은 인간이 동물과 달리 합리적인 사고를 하는 것은 이성에 뿌리를 두고 있기 때문이라고 말한다. 하지만 울음치료를 진행하며 수없이 많은 상처들을 목격한 필자는 그 말을 절대적으로 부인하고 싶다. 인간은 합리적인 사람이 되려고 노력하지만 근본이 그런 것은 아니기 때문이다. 차라리 인간이 감정의 동물이라는 말에 더 공감한다. 울음치료 프로그램을 진행해오며 알게 된 것은 자신이 이성적이라고 말하는 사람일수록 가슴속에 상처가 많으며 인간관계에 문제가 많다는 사실이다.

"마음은 커다란 얼음덩어리의 일부만이 물 위로 떠다니는 빙산과 같다."

정신분석학자 지그문트 프로이드의 말이다. 사람들은 자신이 의식을 하고 있든지, 못하고 있든지 마음의 문제를 안고 있다. 때로는 자신의 속을 알지 못하여 방황하고 괴로워하기도 한다. 실패가 두려워 도전조차 하지 않는가 하면, 힘이 들고 괴로울수록 더욱 완벽해지기 위해 발버둥치기도 하고, 상처 받을 것을 알면서도 매번 비슷한 일을 되풀이하기도 한다.

자신조차 이해할 수 없는 이런 행동의 이면에는 무의식 속에 나를 조종하는 자아인 '또 다른 나'가 숨어 있다. 그렇다면 무의식 속에 숨어서 나를 조종하는 '또 다른 나'는 어떻게 상처를 받은 것일까?

우리는 누구나 마음속에 상처를 갖고 있다. 그 상처는 아버지나 어머니 때문에 생긴 것일 수도 있다. 그런데 아버지와 어머니도 어린 시절 마음의 상처를 받았을지도 모른다. 그들이 어린 시절 상처를 치유하는 방법을 몰랐다면 자녀인 우리에게 옮겨주었을 것이다. 그리고 우리 또한 마음의 상처를 치유할 줄 모른다면 우리 자녀들에게 물려줄 수도 있다. 마음속 상처를 더듬어내어서 치유하지 않으면 안 되는 이유가 바로 이것이다.

우리는 상처받았던 그 시점으로 돌아가서 상처를 발견하여 쏟아내고 자신을 달래주어야 한다. 더러는 온 마음과 관심을 집중시켜야만 치유할 수 있는 상처도 있다. 그 상처는 바로 '또 다른 나'로 표현되며 마치 아기와도 같다.

의식 가장 깊은 곳에 숨어 있던 어린 아기가 어느 순간 고개를 내밀고 관심을 가져달라고 요구하는 경우가 있다. 자신의 마음을 자각하면 그 아기의 목소리를 들을 수 있다. 그런 순간에는 모든 것을 다 접어두고 자신에게로 돌아가서 그 아기를 따뜻하게 감싸 안아 주어야 한다.

자신의 마음을 돌보기 위해서는 마음속에 있는 어린 아기 즉 '또 다른 나'를 먼저 돌보아야 한다. '또 다른 나'의 보호자가 되어 자상한 형이나 누이처럼 따뜻하게 안아주고 보살펴주어야 한다. 마음속의 그 아기에게 편지를 쓸 수도 있다. 마음속 그 아기를 만나서 같이 슬퍼하며 대화를 나눌 수도 있다. 그가 거기에 있다는 것을 알고 있으며 그를 치유하기 위해 최선을 다하겠다고 말할 수도 있다.

남의 말에만 애정과 관심을 쏟으며 귀를 기울여야 하는 것은 아니다. 먼저 우리 안에 있는 '또 다른 나'의 말에도 귀를 기울여야 한다. '또 다른 나'는 지금 이 순간에도 우리와 함께 있다. 그리고 우리는 지금 당장이라도 '또 다른 나'를 치유해 줄 수 있다. '또 다른 나'가 상처를 받았던 시점으로 돌아가서 그의 말에 귀를 기울이면 이내 치유가 시작된다. 자신의 상처를 알고 상처받은 시점의 '또 다른 나'를 발견하여 달래주고 감싸 안아 주며 진정으로 슬퍼하고 위로하는 작업이 바로 울음치료이다.

무엇이 상처를 주었을까

자신의 상처를 자각하고 '또 다른 나'를 찾는 일은 말할 수 없이 중요하다. 당신의 내면에 숨어 있는 자아는 어느 정도 상처를 받았는지 다음 질문에 솔직하게 답해주기 바란다. 약 3분 가량 조용히 눈을 감고 평화로운 상태를 유지하고 난 후에 질문을 읽고 답하기 바란다.

2. 항상 그렇다 1. 자주 그렇다 0. 가끔 그렇다/아니다

	질문 내용	답변		
		2	1	0
1	앞날에 대하여 비관적이거나 새로운 일을 시작하기가 두렵다.			
2	일을 끝내기가 어렵다.			
3	나의 무의식 속에 자신도 모르는 잘못된 것이 있다는 생각이 든다.			
4	나 자신이 남들보다 못하다는 생각이 든다.			
5	나 자신이 실망스럽다.			

6	나 자신의 성 정체성이 혼란스럽다.			
7	자주 죄책감을 느낀다.			
8	모든 일에 엄격한 완벽주의자다.			
9	삶에 목표가 없다.			
10	자신을 통제하며 이루어낸 것에 성취감을 느끼며 흐뭇해한다.			
11	연인에게 멋진 사람이 되지 못하여 버림받거나 거절당할까봐 겁이 난다.			
12	성적인 매력이 없으면 아무것도 아니라는 생각이 든다.			
13	인생이 허무하고 대부분의 시간이 우울하다.			
14	자살을 생각한 적이 있다			
15	피곤하다, 배고프다, 흥분이 된다 등과 같은 신체적 욕구에 무감각하다.			
16	누군가가 내 몸에 손대는 것이 싫다.			
17	정말로 원치 않을 때도 종종 섹스를 한다.			
18	오럴섹스를 즐겨하고 그것에 집착한다.			
19	변태적인 섹스에 집착한다.			
20	포르노 영상을 보느라 비정상적으로 많은 시간을 보낸다.			
21	다른 사람을 자극하기 위해 자신의 성적인 매력을 보이려고 한 적이 있다.			
22	어린아이에게 성적 욕구를 느끼지만 그것을 행동으로 옮길까봐 두렵다.			
23	먹는 것과 섹스가 나의 가장 큰 욕구라고 생각한다.			
24	눈물이 날 때 자신이 부끄럽다.			
25	겁이 날 때 자신이 부끄럽다.			
26	자신의 신체적인 기능이 부끄럽다.			
27	잠을 잘 못 잔다.			
28	섭식장애가 과거에 있었거나 현재 있다.			
29	다른 사람이 화를 내는 것이 무서워서 그것을 막기 위해 무슨 일이든 한다.			
30	화를 잘 내지 않지만, 한 번 화를 내면 강도가 심하다.			

31	화를 내는 나 자신이 부끄럽다.			
32	다른 사람은 물론 나 자신도 믿지 못한다.			
33	모든 관계(가족, 부부, 대인관계 등)가 강박적이고 통제적이다.			
34	속해 있는 집단에서 고립되어 있거나, 다른 사람들 특히 권위자를 무서워한다.			
35	혼자 있는 것이 두려워 그것을 피하기 위해 무엇이든 하려고 한다.			
36	다른 사람이 기대하고 있다고 생각되는 일을 하고 있는 자신을 발견한다.			
37	다른 사람의 의견에 반대를 못하며 어떤 상황이든 분쟁을 피한다.			
38	지나치게 책임감이 강하다.			
39	거절을 거의 하지 못하고, 하더라도 교묘하고 간접적이며 소극적이다.			
40	다투고 나면 해결할 줄 몰라서 상대방을 눌러버리거나 아예 화해를 포기해버린다.			
41	이해하지 못하는 부분에 대해서 해명을 요구하지 않는다.			
42	다른 사람이 말하는 의도와 상관없이 자기의 추측을 바탕으로 대답한다.			
43	사랑과 연민을 혼동하여 동정하는 사람을 사랑하는 경우가 있다.			
44	누군가가 실수를 하면 누가 되었든 비웃는다.			
45	아주 쉽게 그룹의 규칙에 따른다.			

위 질문의 답변 중 항상 그렇다는 2점, 자주 그렇다는 1점, 가끔 또는 아니다는 0점으로 환산하여 합이 20점 이상 나오면 당신에게 잠재해 있는 상처는 심각하다고 할 수 있다. 하지만 그렇게 크게 걱정할 일은 아니다. 문제점을 발견하고 상처받은 자아를 씻어내고 새 출발을 하면 된다. 이 책을 통해 충분히 그 필요성을 깨닫고 슬퍼하며 치유할 방법을 찾을 수 있을 것이다.

앞에서 말했듯이 우리가 상처받은 시점을 최근부터 거슬러 올라가면 아주 어린 시절을 지나 모태까지 다다른다. 성인이 된 후 받은 상처보다는 어린 시절 받은 상처가 가슴속에 깊이 각인되어 있는 경우가 많다. 그 상처는 무의식 속에 숨어서 본능적으로 방어하며 나를 조종하는 자아를 형성하곤 한다.

최근 법무부 보호관찰소 청소년 집단 상담 및 문제 청소년 부모 교육을 하면서 알게 된 것은 어린 시절 받은 상처에 의해서 형성된 자아는 자신은 물론 사회적으로도 큰 문제가 되고 있다는 사실이다. 우리들은 누구나 할 것 없이 갓난 아이 앞에서는 밝은 마음으로 환한 미소를 띠게 된다. 얼굴을 찡그리고 있다가도 해맑은 아이의 얼굴을 보고 있노라면 비록 모르는 아이일지라도 어느새 얼굴이 밝아진다.

누구나 어린 시절에는 호기심으로 가득 찬 초롱초롱한 눈망울과 해맑은 표정을 하고 있었다. 하지만 나이가 들면서 그 눈빛은 흐려지고 해맑던 표정은 일그러져 버린다. 태어나서 늙어 죽을 때까지 아이의 표정을 유지하며 살 수는 없는 것일까? 무엇이 아이의 아름다운 표정을 일그러지게 하는 것일까? 그것은 어른들이 자신들의 관점에서 아이들의 특성을 무시하고 통제하기 때문이다. 자신의 특성을 통제받은 아이는 무의식 속 자아까지 상처를 받게 된다.

하루 속히 우리가 가지고 있던 어린아이의 특성을 회복할 필요가 있다. 아이의 특성은 어떤 것이 있으며 어떻게 상처를 받게 되는지 알아보자.

:: 호기심 통제

때 묻지 않은 순진무구한 어린아이에게는 세상 모든 것들이 신비하고 흥미롭다. 어린아이는 자기가 가지고 있는 모든 감각을 동원하여 세상의 신비함과 흥미로움을 느낀다. 호기심 가득한 눈으로 무엇이든 알고 싶어 하며, 손으로 만지고 느끼며, 탐구하고 실험하는 것은 아이들이 타고난 본능적 욕구이다. 아이들은 자신의 눈, 코, 입, 손과 발, 성기 등에서 신체의 신비로움을 발견하며, 보고, 듣고, 냄새를 맡고, 감촉을 느끼며, 모든 감각을 깨우친다. 물론 이런 호기심으로 간혹 뜨거운 것을 잘못 만진다든지, 먹지 말아야 할 것을 입에 넣는다든지 하여 위험과 곤경에 빠지기도 한다.

하지만 아이들이 호기심을 채워나가는 것은 정상적으로 성장하고 세상에 적응하고 더 넓고 큰 시야를 가질 수 있도록 자극하는 원천이다. 그런데도 부모들은 아이가 위험에 빠질지 모른다는 이유 때문에 본능적인 호기심을 통제해버리고 만다.

호기심을 통제받은 아이는 마음을 닫아버리게 되고 탐구와 실험을 포기하게 된다. 결국 그것은 무의식 속에 숨어서 두려워하는 자아를 형성하여 새로운 일을 시도하는 데 두려움을 가지게 한다. 나아가서는 인생이란 모험이 아니라 풀어야 할 숙제요 걱정거리라고 생각하게 한다.

:: 솔직한 감정 표현의 차단

울음치료의 목표이기도 한 솔직한 감정 표현은 아이들의 독특한 특징 중 하나로 꼽을 수 있다. 울음과 웃음이 인간의 원초적인 언어이며 호흡이라는 것은 이미 파트 1에서도 말했지만, 아이들의 특성을 이해하기 위해 다시 한 번 짚고 넘어가기로 한다.

어른들과 달리 아이들은 이유 없이 웃고, 울고 싶으면 누구의 눈치도 보지 않고 크게 소리 내어 운다. 생후 12주가 되면서부터 유머 감각을 가지게 된다. 웃고 있는 아이의 얼굴과 눈을 자세히 들여다보라! 해맑은 웃음은 어떤 이유도 없고 꾸밈도 없는 순수함 그 자체요 행복함 그 자체다. 장난치며 무리 지어 뛰어노는 아이들을 보라! 아이들의 웃음소리에는 그 어떤 이유도 없는 순수한 기쁨이 담겨 있다.

하지만 부모나 어른들의 기분에 따라 그 순수한 기쁨의 소리가 통제를 당한다.

"얘들아, 시끄럽게 떠들지 말고 다른 데 가서 놀아라!"

"이제 그만 얌전히 놀아라!"

우리는 주변에서 흔히 이런 말을 듣는 경우가 있다.

"어떻게 멀쩡한 정신에 웃고, 춤추고, 노래를 할 수 있어? 술이 한잔 들어가야 가능하지!"

이런 말은 웃음을 억압당한 상처받은 자아가 만들어내는 것이다. 즐거움과 웃음을 통제당한 아이들은 침울하고 냉정한 사람이 되어

버린다.

젓가락 한 쌍과 같은 웃음의 또 다른 짝은 울음이다. 인간은 감정을 수반하여 울 수 있는 유일한 동물이다. 울음은 심리적으로나 사회적으로 우리를 만족시켜줄 수 있다. 웃음은 서로에게 다가 설 수 있도록 기쁨을 만들어내고, 울음은 서로를 품어주고 감싸 안아줄 수 있는 감성을 이끌어낸다. 이것은 아이의 생존이 걸린 특별한 문제다.

우리는 아이가 좋아서 웃음을 짓거나 기분 좋은 옹알이를 할 때면 아이에게 더 가까이 다가가서 같이 웃고 옹알이에 맞장구도 치면서 유대감을 형성하고, 아이 옆에 우리가 같이 있다는 것을 알게 한다. 반면, 아이의 울음은 고통의 신호이기 때문에 아이를 편하게 해주고 도와주려고 한다.

이렇듯 아이의 원초적인 울음은 생존이 달린 의사소통의 수단이며, 아이와 부모를 이어주는 정서적인 표현이기도 하다. 그러므로 아이의 울음을 억압하고 통제하면 아주 심각한 상처가 된다. 그러나 대부분 부모들은 아이의 울음을 귀찮아하거나 당황스러워하며 그치게 하려 한다. 자신들이 그렇게 교육을 받아왔기에 그것이 아이를 강하게 키우는 것이라고 믿고 있겠지만 말도 안 되는 잘못된 생각이다.

눈물은 우리 삶에 꼭 필요한 것이다. 거듭 강조하지만 눈물로 상처를 씻어내고 비워내야 한다. 울음은 우리가 받은 상처를 치유하는 열쇠다.

:: 쾌활함과 자유 억압

쾌활함과 유연성은 스트레스 상황이나 고통스러운 환경을 이길 수 있는 능력이 있다. 비록 삶의 무게에 짓눌려 상실해 가고 있지만, 우리는 모두 선천적으로 쾌활함과 유연성을 타고 났다. 이를 바꾸어 말하면 모든 아이들은 쾌활함과 유연성이 있다는 말이다.

나이가 어리면 어릴수록 더욱 쾌활하다. 전철 안에서 로봇 모형을 가지고 놀고 있는 아이를 지켜본 적이 있다. 그 아이는 연신 입으로 "피용, 쉭"하는 효과음을 내며 중얼중얼 무언가를 말하며, 매우 즐겁고 재미있는 표정으로 말 그대로 혼자 놀기의 진수를 보여줬다. 전철에서 보내는 지루하고 답답한 이동 시간에 엄마에게 짜증을 내기보다는 로봇 모형 하나만 가지고도 무수한 상상을 하며 즐기고 있는 모습이야말로 선천적으로 타고난 쾌활함과 유연성이 주는 여유이다. 그 아이의 혼자 놀기는 전철 안에 있는 다른 사람의 존재를 의식하지 않은 자유 행동이다.

아이들에게는 자유에 대해 타고난 감각이 있다. 그들은 안전하다는 느낌이 들 때 자유롭게 움직인다. 그리고 자유로움 속에서 단순하게 습관을 반복하는 행동을 뛰어넘는다. 그러나 나이가 들수록 이런 감각을 잃어버리고 고정관념에 사로잡혀 자유로운 행동을 하찮게 평가하기도 한다.

다시 말하지만 자유로운 행동은 우리가 타고난 선천적인 특성이다.

혼자 놀기의 진수를 보여준 그 아이의 놀이는 상상력의 비약이다. 아이는 로봇 모형을 가지고 지구를 지키며 악당의 무리를 무찌르고, 마음껏 상상의 나래를 펼치며 자신의 소중한 시간을 잘 보냈다.

상상력은 아이들의 행동에 아주 중요한 역할을 한다. 예를 들어, '엄마, 아빠가 된다면 어떨까' 하는 등 어릴 때 소꿉놀이와 같은 놀이를 하며 길렀던 상상력은 어른으로서 인생을 준비하는 도구가 될 수도 있다. 다시 말해서, 아이들의 자유로운 행동은 어른으로 살아가는 기초가 된다. 어린 시절을 자유롭고 창조적인 시기라고 본다면 어른이 되어간다는 것이 얼마나 유쾌하고 즐거운 일인가.

하지만 요즘 아이들은 이런 어린 시절의 자유를 박탈당하고 사는 것이 아닌가 싶다. 아이들의 장래를 위해서라고는 하지만, 부모의 욕구 충족을 위해 아이들은 상상력을 발휘하는 놀이보다는 각종 학원이라는 감옥 속에 갇히고 있다. 그리고 그렇게 자란 아이들이 보호관찰소에서 필자에게 집단 상담을 받고 있다.

인간의 가장 위대한 성취물의 원동력은 '번뜩이는 상상력' 이다. 이것이 오늘날 위대한 발명품과 발견 그리고 수많은 학문을 이루어냈다. 아이들을 자유롭게 해줘야 한다. 우리도 행복해지기 바란다면 아이 시절 놀이를 통해 가졌던 무한한 상상력과 열정을 다시 찾아야 한다.

:: 자신의 색깔 상실

아이들은 각각 자신만의 특별하고, 유일하고, 훌륭한 색깔을 지니고 있다. 어느 누구도 완전히 똑같은 색깔을 지니고 있지 않다. 모두가 다른 특별한 색깔을 띠고 있다. 이 특별함이 바로 아이들을 진정으로 귀한 존재로 만들어준다. 인간은 모두 각기 다른 특성을 가지고 있으므로 모두가 귀한 존재이다. 다만, 성장 과정에서 받은 상처 때문에 자존감을 상실하고 살아가고 있을 뿐이다.

아이가 가지고 태어나는 자신에 대한 가치와 존엄성은 미숙하고 불완전한 것이기 때문에 부모의 관심과 반응이 필요하다. 그런데 부모가 아이의 모습을 있는 그대로 사랑스럽게 보지 않고 자신의 기준과 세상의 잣대로 양육하면 아이 자신의 특별함을 잃어버리고 만다. 즉 자신의 참된 존재성를 잃어버리게 된다. 우리가 살면서 가장 많이 받는 상처가 바로 이것일 것이다.

참된 나를 찾아서 자존감을 높이는 것이야말로 인간이 가진 존엄성의 핵심이다. 자신이 특별한 사람이라는 것을 인식하고 스스로 자존감을 높이고 자신을 사랑하는 사람이라면 세상을 허투루 살지 않을 것이며, 자신을 사랑하는 만큼 남도 사랑하며 그 존엄성과 가치를 존중할 것이다. 이는 인간의 존엄성을 상실하여 범죄가 만연하는 현대사회를 사는 우리들이 빨리 인식하고 찾아야 할 부분이다.

:: 순수함과 믿음의 변질

우화에서 보듯이 비가 오라고 기우제를 지내면서도 왜 우산을 들고 서 있느냐고 묻는 어른들에 비해 비가 오라고 기우제를 지내고 있으니 당연히 비가 올 것이라고 말하는 아이의 모습에서 순수함과 긍정적이며 낙천적인 태도를 볼 수 있다. 이와 같이 아이는 세상이 자신에게 호의적이며 바라는 모든 것이 이루어질 것이라는 믿음과 희망이 있기에 삶에 활기가 있다.

그러나 아이들은 이런 순수함과 낙천주의적인 믿음 때문에 오히려 부모와 어른들에게 상처를 받을 수가 있다. 세상 모든 일을 긍정적인 시각으로 보며 믿고 있는 아이는 폭력과 학대로 상처를 받기 쉽다. 여기서 말하는 폭력과 학대는 무시와 과잉보호도 해당한다.

인간은 본능적으로 무엇인가를 해결하는 능력이 동물보다 미약

하다. 어린아이도 마찬가지다. 동물은 본능적으로 감지하고 행동하지만, 그 점이 부족한 아이는 배워야 한다. 그 배움의 정도는 아이를 양육하는 부모와 어른들에게 달려 있다.

아이들은 어른들과 대화하며 내공을 키워나간다. 그 과정에서 무시나 창피를 당한다면 순수함과 믿음을 잃어버린다. 모든 것을 순수하게 받아들이고 믿으며 낙천적으로 행동하게 하던 힘은 차츰차츰 약해져간다.

더 이상 부모나 어른들에게 기댈 수 없는 상황은 아이를 경쟁적이고 불안정한 성격으로 만들어버린다. '세상에 공짜는 없다' 라는 자아가 무의식 가운데 생기고 희망이라는 것을 잃어가게 된다. 그리고 자신이 바라는 것을 이루려면 다른 사람을 이용해야 한다는 믿음을 가지게 된다. 세상을 살아가는 요령을 터득하며 자신의 활기찬 에너지를 사용하려 하지 않고 직접 할 수 있는 일조차도 어른들을 끌어들여 대신하게 한다.

어린아이에게 있는 순수함은 그들이 지닌 매력이요, 천진난만과 순진무구함의 핵심이다. 아이들은 현재를 살면서 기쁨을 추구하는 경향이 있다. 이는 순수하고 긍정적인 아이들의 시각과 삶의 때가 묻은 어른들의 시각에서 오는 차이점이다. 아이들은 인생이라는 '괴상한 수수께끼'를 순수함으로 잘 받아들인다. 좋은 것과 나쁜 것, 옳고 그른 것을 판단하는 능력이 아직은 부족하기 때문이다.

또한 아이들은 활기를 따라 자연스럽게 움직이다. 그들의 움직임에는 방향이 없다. 세상 모든 것들이 신기하고 경이로우므로 어느 하나만 고른다는 것이 어렵기 때문이다. 판단 기준이 없으므로 돌아가는 선풍기를 만진다든지, 몸에 해로운 것을 입에 넣는 다든지 하는 행동도 한다. 그래서 아이들에게는 계속적인 관찰과 주의와 보호가 필요하다.

아이들에게는 보호자의 세밀한 관찰과 주의와 많은 시간과 인내심이 필요하므로 부모들은 때때로 힘에 겨워하며 화를 내곤 한다. 그때마다 아이는 놀라기도 하고 혼란스러워한다. 아이는 모든 것이 신비할 뿐 아니라 만지고 맛보고 하는 것이 즐겁기 때문에 보호자는 참을성과 이해심이 있어야 한다. 그러나 아이의 행동을 어른의 눈높이와 관점에서 생각하는 보호자는 아이들이 자신의 생각과 똑같이 따라주기를 바라는 너무도 큰 기대를 한다.

아이를 신체적으로 학대하는 부모들은 아이가 자신을 골탕 먹이려고 고의로 심술궂게 행동한다고 믿는다. 자신의 눈높이와 관점에서 아이를 바라보느라 아이의 순수함을 이해하지 못하고 아이가 자신처럼 성숙하게 행동하기를 바란다. 그들은 어쩌면 성악설에 가까운 생각을 하고 있다. 성악설은 아이 안에 타고난 악함이 있어서 금지된 영역에 들어가려 한다고 주장한다. 이 천성적인 악함은 아담과 이브가 저지른 원죄의 결과라는 주장도 있다. 그러나 아직까지 아이들이 가지고 있다는 이 천성적인 악함을 지지해줄 만한 어떤 임상적 증거는 아무것도 없다.

반면, 또 다른 문제는 아이들의 순수함에 대한 부모의 과잉보호이다. 과잉보호 때문에 성숙하지 못한 어른이 되어 있는 사람들을 우리는 주위에서 자주 본다. 또한 과잉보호는 아이들로 하여금 남을 속이거나 조종하는 법을 배우게 한다. 바로 아이들이 자신의 요구를 관철시키기 위해 떼를 쓰며 우는 경우이다. 이런 행동들은 올바른 성장은 물론 책임감을 가지고 어려운 상황을 극복해나가는 것을 방해한다.

:: 도움과 사랑의 결핍

인간은 누구나 천성적으로 남에게 의존하는 성향이 있고, 도움과 사랑이 필요한 존재이다. 아이들은 두말할 필요조차 없다.

아이들은 그들이 가지고 있는 능력이나 자원만으로는 가장 원초적인 욕구마저도 충족시킬 수 없기에 보호자의 도움이 필요할 수밖에 없다. 도움이 필요하기 때문에 상처도 쉽게 받는다.

보호자는 아이가 성장 단계에 따라 적절하게 욕구를 충족할 수 있도록 도움을 줘야 한다. 우리는 아이의 욕구를 충족시켜주는 도움이 꼭 경제적인 것이라고 생각하기 쉽다. 하지만 좋은 인성과 성격을 형성하는 것이 꼭 돈으로 해결되는 것만은 아님을 명심해야 한다.

보호관찰소에서 문제 청소년들의 부모와 교육을 하다 보면 먹고 살기에 바빠서 아이에게 소홀했다며 울음을 터뜨리는 경우가 종종 있다. 반대로 남들에게 뒤지지 않을 만큼 학원도 보내고 영재교육원도 보내며 해달라는 것은 돈을 아끼지 않고 다 해주었는데 이런 일이 있다며 자식을 원망하는 부모도 꽤 많다. 양쪽 부모 모두 아이에게 진정으로 필요한 것이 무엇인지 모르고 양육한 결과이다. 이런 부모일수록 어린 시절 받았던 상처가 무의식 속에 자리잡고 있어서 자기 안에 채워지지 않은 욕구 때문에 화를 내거나 먹고 살기에 바빠서 신경을 쓰지 못했다고 말한다. 그리고 자신의 욕구를 충족하는 수단으로 아이를 이용하려고 한다.

아이들은 부모에게 의존할 수밖에 없다. 태아에서 유아기, 유년기, 청소년기를 거치는 각각의 발달 단계는 성인으로 성숙해가는 단계들이다. 그러나 성장 단계별로 적절한 때에 적절한 순서와 방법으로 욕구가 채워지지 않으면 아이는 필요한 자원 없이 다음 단계를 위해 움직여야 한다. 그러다 보니 초기의 인격 형성 과정에서 작은 실수를 하게 되는데, 이는 성인이 되어서까지 나쁜 영향을 미치는 결과를 초래한다.

인간은 전 인생에 걸쳐 남의 도움을 필요로 하는 상태로 살아간다. 끝없이 사랑과 상호 협력을 필요로 한다. 어느 누구도 다른 사람과 관계없이 독불장군으로 살아갈 수는 없다.

어린 시절 부모의 도움과 사랑을 필요로 하던 아이는 자라서 누군가와 가까워지기도 하고, 무엇인가에 마음을 쏟기도 하며, 나이가 들면서 누군가에게 필요한 존재가 되기를 원한다. 누군가에게 도움을 받으며 건강하게 자란 아이는 어느 시점에 이르면 생산적이 되고, 독립심이 길러지며, 자신의 인생을 개척해나가게 된다. 그러나 자라면서 꼭 필요한 도움을 받지 못하고 상처를 받은 아이는 고립되거나, 뒤로 물러나거나, 누군가에게 달라붙거나 아니면 다른 이들을 곤란하게 한다.

사랑 없이 살 수 없는 것이 인간이라는 말이 있다. 사랑하려는 욕구는 인간의 순수한 욕구 중 가장 기본적인 것이다. 하지만 누구를 사랑하기 이전에 충분한 사랑을 받아보아야만 사랑하는 법을 배울 수 있다.

사랑이란 다른 어떤 것보다 우리를 인간답게 만들어준다. 아이의 건강한 성장은 누군가가 무조건적으로 사랑해주고 수용해주는 데 달려 있다. 아이에게 이런 사랑이 채워지면 그 에너지는 다른 사람을 사랑하는 방향으로 흘러간다. 있는 모습 그대로 사랑받지 못할 때 아이의 자의식은 심각해진다. 무조건적인 사랑을 받지 못한 아이는 깊은 상실감을 경험하게 된다. 버림받고 사랑받지 못한 상처를 가진 자아는 성인이 되어서도 끊임없이 사랑을 갈구한다. 파트 3에서 소개한 '깨순이'라는 참가자의 경우처럼 사람을 항상 그리워하는 이유 모를 그리움에 사로잡혀서 공허함을 채우려고 가까운 사람들을 괴롭힌다.

:: 영적인 상처

　지금까지 아이의 특성을 토대로 우리들이 그동안 잊고 살았던 인간의 본질적인 성향을 알아보았다. 우리는 상처를 받음으로써 어린 아이의 특성을 잃어간다. 다시 말해서 상처는 '참된 나' 즉 '자아'를 상실하게 한다. 세상 모든 사람들에게 진정으로 필요한 것은 자신이 정말로 귀한 존재라는 것을 인식하는 것이다. 계속해서 아이를 통해 우리가 잊고 살았던 것, 우리가 받았던 모든 상처의 유형을 알아보자.

　아이가 자신을 귀하게 여기는 것은 자신을 특별한 존재로 바라본다는 것을 의미한다. 이것은 얼마나 많은 시간 동안 보호자들이 아이와 함께 보냈는지 여부에 따라서도 달리 나타난다. 아이들은 직관적으로 자신에게 호감을 가진 사람과 그렇지 않은 사람을 파악한다. 또한 자신을 좋아하는 사람들이 자신을 좋아하는 일에 얼마나 많은 시간을 보내는지 안다.

　아이를 부끄러워하거나 귀찮아하는 부모는 아이와 시간을 보내지 않는다. 그 결과 아이는 역기능적인 가정에서 자라게 된다. 역기능적인 가정은 부모가 아이들과 정서적인 교류를 할 수 없는 가정을 말한다. 형편상 맞벌이 등으로 아이와 함께하는 시간이 모자라는 부모들은 이 대목에서 한숨이 나올 것이다. 그러나 너무 한탄할 일은 아니다.

　보호자라는 말이 괜히 있는 것이 아니다. 보호자란 부모뿐 아니라 아이를 보살피는 데 중요한 사람을 모두 가리킨다. 그리고 거의 모든 보호자들이 아이를 양육하는 데 깊은 사랑을 가지고 충분한 시간을 할애하고 있다. 아이와 보내는 시간이 모자라는 보호자일수록 아이를 만나는 시간만큼은 아이에게 온전한 사랑과 고마움을 표현하면 된다. 형편이 어려워서 많은 시간 아이를 돌보지 못한다면 미안해하지 말고, 그런데도 잘 자라줘서 고맙다고 표현하라. 부모가 아이에게 미안해하면 아이도 부모에게 미안한 짓을 하게 된다. 하지만 부모가 아이에게 고마워하면 아이도 부모에게 고마운 행동을 한다.

역기능적인 가정에서 자란 아이들은 어느 정도 자아를 상실하는 영적인 상처를 받는다. 역기능적인 가정은 부모가 아이가 아닌 다른 것에 깊이 빠져 있거나 만성적인 고통 등으로 부모의 역할을 제대로 하지 못하는 경우가 많다. 예를 들면, 알코올이나 종교 활동 등과 같은 것에 중독되어 있거나, 통제와 완벽주의가 심하든가 혹은 섭식장애를 비롯한 신체적·정신적 질병 등이 있는 상황이다. 정신분석학에서는 '아이가 욕구를 충족시키고 잠재력을 펼치며 성장하지 못하는 이유는 여러 가지 나쁜 영향들 때문이다. 그 중에는 아이 주위 사람들이 신경증적인 문제에 갇혀 아이를 제대로 돌볼 수 없거나 자신의 아이가 아주 특별하다고 상상하고 있는 것 등이 있다' 고 한다.

인간으로서 사랑받고 싶고 자신의 사랑이 받아들여지기를 원하는 기대가 좌절되는 것은 아이가 경험할 수 있는 가장 커다란 정신적인 충격이다. 역기능적인 가정의 부모는 그들 자신이 아이를 감당할 수 없기 때문에 자녀들에게 필요한 정서적 욕구를 충족시켜 줄 수 없다. 따라서 역기능적인 가정의 아이들은 대부분 그들에게 가장 도움이 필요한 시기에 가장 많은 상처를 받게 된다.

역기능적인 가정에서 자아를 상실했을 때 일어날 수 있는 사례를 하나 소개해본다. 온마음연구소 소장이며 정신과 전문의인 김미재 씨가 자신의 연구소 홈페이지에 올린 이야기다.

효진이는 이제 겨우 고1인 여학생이다. 엄마, 아빠의 우울한 얼굴과는 대조적으로 너무나 방긋방긋 웃으며 진료실을 들어온다.
"효진양! 무슨 일로 왔어요?"
"글쎄요. 그냥…, 히히히."
얼굴은 예쁘장하고 똑똑하게 생겼는데, 왠지 웃지 않아야 할 장소에서 해맑게 웃고 있으니 이 또한 여간 부자연스럽지 않다.
어머니에게 들은 효진이의 방문 사유는 수차례에 걸친 자살 시도이다. 벌써 서너 차례 손목을 긋는 등의 방법으로 자살을 시도했다고 한다.
"죽고 싶었나요?"
"네."
"왜 죽으려고 했죠?"
"글쎄요. 모르겠어요. 히히히."
죽고 싶다고 하면서도 웃고 있고, 왜 죽고 싶으냐고 물어도 이유를 모르겠다고 한다. 정신지체인가? 아니면 정신병적 장애인가?

정신지체이기엔 너무 똑똑하게 생긴 외모이고, 정신병적 장애라고 하기엔 환청, 망상 등의 정신병적인 증상도 없다.

효진이에게는 더 이상 정보를 얻을 수가 없어서 엄마에게 물어본다. "저도 모르겠어요. 전혀 감도 잡지 못하겠어요. 집에서는 잘 지냈어요. 그러다가 학교 가서 그런 짓을 하는 거예요. 저에게 얘기를 잘 안 해요."

같이 사는 엄마조차도 효진이가 왜 자살하려고 했는지를 모르겠다고 한다. 애가 항상 방실방실 웃고 있어서 우울한지도 모르겠다고 한다. 엄마와 딸 사이가 왜 이렇게 소원한 것일까? 대략 난감하다.

환자 자신과 어머니의 동의를 구하여 개방 병동에 입원시켰다. 그리고 어머니와 아버지를 면담했다. 그 면담을 통해 얻은 정보에 의하면, 아버지는 심한 알코올 중독 증세가 있었다. 알코올 의존 환자들이 보여주는 거의 모든 패턴을 다 가지고 있었다.

효진이의 아버지는 평소에는 말이 없고, 조용하면서도 자상한 면도 보였지만, 술만 마시면 잔소리도 많아지고, 짜증도 잘 내고, 폭력도 일삼는 폭군이 되었다. 칼을 들고 휘두르며 위협하는 통에 효진이와 어머니가 도피한 적도 여러 번 있었다. 결혼 초부터 지속된 술주정을 견디다 못한 어머니는 거의 포기 상태에 이르렀다. 그래도 어머니가 지옥 같은 삶을 버틸 수 있었던 것은 효진이 때문이었다.

효진이는 암울한 집안 상황과는 달리 너무도 예쁘고 밝게 컸다. 어떤 일을 해도 어머니의 도움이나 간섭 없이 야무지게 잘했다. 중학교 때까진 항상 전교 1등을 놓치지 않았으며, 아이들 사이에 인기도 많아서 어머니에겐 효진이가 유일한 자랑거리고 최고의 위로였다. 그러던 효진이가 고등학교에 입학하면서 달라졌다. 공부는 열심히 하는 것 같았는데 성적은 자꾸만 떨어졌고, 급기야는 학교에서 자살까지 시도했다.

효진이는 어느 정도 행동과 출입이 자유로운 개방 병동에 입원했다. 나는 매일 효진이와 심층면담을 시도했다 매일의 만남으로 면담에 익숙해지면서 효진이는 조금씩 자신의 내면을 얘기하기 시작했다.

"엄마와는 속 깊은 얘기는 잘 안 하게 되나요?"

"엄마가 힘드니까요. 아빠 때문에도 충분히 힘든데 나까지 엄마에게 짐이 되면 안 되잖아요."

효진이는 엄마가 힘들까봐 자신의 고민은 얘기하지 않는다고 했다. 효진이는 항상 아빠에게 시달리고 힘들어하는 엄마가 너무나 안쓰럽다고 했다.

효진이는 어느 날 시험 100점을 맞아 오자 기쁘게 웃는 엄마의 모습이 좋아서 그때부터 죽어라 공부했다고 했다. 그 뒤로 효진이가 공부하는 이유는 단지 엄마를 웃게 하고 싶어서였다고 한다.

"그런데 왜 자살하려 했나요?"

"나 하나 죽어 버리면 많은 사람들이 행복해지니까요."

"누가 행복해지는 데?"

"엄마, 아빠가요."

무슨 생뚱맞은 소리인가? 자신이 죽어야 엄마, 아빠가 행복해진다니? 난 마음을 가다듬고 다시 물었다. 왜 그렇게 생각하는지…….

"엄마, 아빠는 항상 나 때문에 싸워요. '효진이 등록금에 학원비에 들어갈 돈이 많은 데 이게 뭐냐? 효진이 옷도 사 입혀야 하는 데 술을 마시냐?' 하면서요. 만약 제가 없어지면 더 이상 나 때문에 싸우지 않아도 될 것 같고, 그러면 엄마가 행복해질 것 같아요."

그거였구나! 효진이가 그렇게 죽고 싶었던 이유가 그거였구나!

"엄마가 효진이 때문에 힘들어하는 것 같아서 마음이 많이 아픈 거구나!"

"네."

해맑게 웃던 아이가 펑펑 울음을 터뜨린다.

"효진양! 너무 많이 사랑하면 아픔이 훨씬 크답니다. 또 사랑이 깊을수록 걱정도 많고, 불안도 많아지지요. 사랑하는 사람에게 더 좋은 것을 해주지 못해서 안타깝고, 사랑하는 사람이 조금만 아파해도 내가 아픈 것보다 몇 배 더 아프고, 사랑하는 사람이 떠나가버릴까 봐 언제나 두렵고 불안하고… 사랑은 그런 거랍니다. 만약 엄마가 효진이 때문에 아프다면 그건 너무 효진이를 사랑해서 일거에요."

역시나 효진이는 울고 있다. 울고 있는 효진이를 보고 나는 오히려 안도한다. 슬픔을 숨기고 해맑게 웃는 모습은 너무나 잔인했다.

"하지만 우리는 아프다고 사랑을 멈출 수는 없어요. 사랑 때문에 많이 아프고 힘들어도 우리는 계속 사랑하고 싶어 하지요. 왜냐하면 아픈 것보다, 힘든 것보다 사랑은 우리에게 더욱 많은 기쁨과 행복을 가져다주거든요.

그리고 우리는 사랑하기에 아무리 아파도 그 사랑하는 대상이 사라져버리기를 원치 않아요. 아니 사랑하면서 힘들고 아픈 가장 큰 이유는 너무 소중하기에 혹시나 사라져버리면 어떡할까 하는 깊은 불안감 때문일 거에요."

대개 청소년기의 우울증은 전형적인 우울증의 모습으로 나타나지 않는다. 효진이 역시 잘 포장된 미소로 깊은 우울증을 감추고 있었다. 효진이는 꼭 외래로 약을 받으러 계속 올 것이라는 약속을 남기고 퇴원했다. 물론 퇴원할 무렵의 효진이의 얼굴엔 웃음이 없었다.

난 효진이의 그 진지한 표정에서 열심히 살겠다는 각오를 읽는다.

알코올 중독의 아버지와 그 영향을 받아 우울감에 빠진 어머니는 무조건적인 사랑과 보살핌이 필요한 시기에 있는 어린 딸에게 그렇게 하지 못했을 뿐 아니라 정서적인 교류도 하지 못했을 것이다. 아이가 상처를 받는 방식은 이렇게 역기능적인 가정에서 결국 '나' 라는 자아를 잃어버리는 데서 비롯된다.

모든 아이들에게 무엇보다 필요한 것은 심신이 건강한 부모의 보살핌과 자신이 부모에게 정말로 귀한 존재라는 사실을 아는 것이다. 효진양의 경우는 자신에게 아무 것도 해줄 수 없는 부모에게 상처를 받은 것이다. 알코올 중독인 아버지가 어머니와 아이를 버림으로써 역기능적인 가정이 만들어지고, 그 영향을 고스란히 효진양이 받은 것이다. 역기능적인 가정에서 자란 아이라면 어느 정도는 '나' 라는 자아를 상실하는 영적인 상처를 받게 된다.

효진양의 사례는 보호를 받아야 할 아이가 거꾸로 부모의 보호자가 되려고 하다 보니 자살까지 생각한 극단적인 것이다. 아이는 어머니가 100점짜리 시험지를 보고 웃음을 지으니까 죽어라 공부했고, 자신 때문에 부모님이 자꾸 마찰하니까 자신이 없어지면 평화롭게 지낼 것이라 생각하고 자살을 시도했다.

:: 학대

어린아이에게 학대는 우리가 흔히 인식하고 있는 폭력이나 구박, 위해하는 행위는 물론 우리가 인식하지 못하고 행하는 비웃음, 조롱, 무관심, 과잉보호까지도 해당된다. 그럼 어떻게 학대가 행해지고 상처를 주는지 알아보도록 한다.

① 성적 학대

성적 학대라고 하면 대다수 사람들은 성폭행, 성추행 등과 같은 육체적인 접촉을 바탕으로 비정상적인 정신 상태에서 가하는 변태적인 성행위로 알고 있다. 하지만 우리가 인식하지 못하는 성적 학대도 상당히 많이 있다는 것에 경각심을 느껴야 한다.

우리가 인식하지 못하는 정서적인 성적 학대야말로 가장 오해받기 쉽고 무분별한 학대이다. 예를 들면, 남아선호사상으로 남자 아이들의 고추를 만져본다든지, 고추를 따먹는다는 식의 표현과 몸동작을 하는 경우가 그렇다. 어머니가 학령기의 아들을 여탕에 데리고 간다든지, 아버지가 딸을 남탕에 데리고 들어가는 것조차도 아이에게는 심하게 성적 수치심을 느끼게 하는 성적인 학대 행위이다. 성적인 학대로 상처를 받은 아이는 자라서 상대방에게 멋진 성적 파트너가 되어야 한다고 믿거나, 누군가가 자신을 정말로 좋아하려면 성적으로 매력이 있어야 한다고 믿는다.

성적 학대는 대부분 건강하지 않은 가족체계에서 일어난다. 가족체계는 자신들의 규칙에 의해서 움직이는 작은 사회체계이다. 우리가 사는 사회를 움직이고 유지시켜주는 구성원의 역할과 균등의 원칙 및 규칙과 규범이 있듯이 작은 사회인 가정 역시 마찬가지이다.

가족의 전체 체계는 가족 구성원의 상호관계에 의해서 건강한 가족체계와 건강하지 않은 가족체계로 반영된다. 또한 전체 체계는 균형의 원칙에 따라 움직이게 되어 있으므로, 만약 어느 한 구성원이 그것을 무너뜨리면 다른 구성원이 그 불균형을 보완해야 한다. 이를테면, 가족 부양 중에 무책임하고 무능력한 아버지가 있다면 어머니가 강한 책임감을 가지고 가족의 균형을 이룬다. 사납고 억척스러운 아내는 온유하고 부드러운 남편과 균형을 이룬다.

또한 가족체계는 규칙에 의해 운영된다. 건강한 가족체계는 규칙이 개방적이며, 타협이 가능하고, 역할이 융통성 있게 공유된다. 하지만 건강하지 않은 가족체계는 경직되어 있고, 타협이 불가능하며, 융통성이 없고, 역할이 고정되어 있다.

가족체계를 구성하는 요소는 여러 가지가 있지만, 가장 중요하고 기본적인 것은 혼인에 의한 부부관계이다. 부부관계의 친밀함에 문제가 생기면 가족체계의 균형 원칙에 맞춰 보완해야 한다. 가족이 균형을 이루려면 무엇보다 원만하고 건강한 부부관계가 이루어져야 한다.

부부관계에 균형이 깨지면 자녀들로 하여금 균형을 유지하도록 에너지가 흐르게 된다. 아버지와 어머니의 사이가 좋지 않을 경우를 가정해본다면 아버지는 딸에게 관심을 돌려 자신이 아내에게서 충족하지 못한 정서적 욕구를 채우려 할 수도 있다. 이 경우 딸은 아버지의 '작은 여자' 또는 '아기 인형'이 된다. 반면, 아들이 아버지를 대신하여 어머니의 '작은 남자' 또는 '중요한 사람'이 되기도 한다. 결혼 8년차가 된 주부들을 보면 '새끼들 때문에 산다' 라는 말을 흔히 내뱉는데, 이런 상황이 전혀 배제되었다고 할 수 없을 것이다.

이와 비슷한 여러 가지 상황들이 있을 수 있으며 꼭 성별에 제한되는 것은 아니다. 예를 들면, 딸이 아버지를 대신해서 어머니의 보호자가 되는 경우도 있고, 아들이 아버지의 정서적인 아내 역할을 하는 수도 있다. 이런 경우 아이들은 부모의 부부관계를 돌보며 외로움을 채워주기 위해서 존재하게 된다. 여기에서 가장 중요한 것은 언제이든 부부에게 자녀가 배우자보다 더 중요한 존재가 될 때, 다시 말해 부부관계를 유지하는 이유가 말 그대로 남편이나 아내보다는 자식들 때문이라면, 거기에는 인식하지 못하는 잠재적이며 정서적인 성적 학대가 존재한다는 사실이다. 이것은 부모가 자신의 배우자에게 느끼는 실망감, 권태, 정서적인 욕구 불만 등을 충족하기 위해 아이를 이용한다는 점에서 일종의 학대라고 할 수 있다. 이러한 행동들은 지극히 자연의 질서를 거스르는 것들이다.

부모는 아이들을 시간과 관심을 가지고 지도해주어야 하며, 보호해주어야 한다. 자신의 욕구를 충족하기 위해 자녀를 이용해서는 안 된다. 이용은 곧 학대다. 거론하고 싶지 않고 낯 뜨겁지만, 성적 학대에 대한 이야기를 하면서 성폭력을 말하지 않을 수 없다.

성폭력은 다른 그 어떤 폭력보다 더 끔찍하고 심각한 정신적인 상처를 준다. 매스컴을 뜨겁게 달구었던 '나영이 사건'은 빙산의 일각에 지나지 않는다. 알려지지 않은 어린이 성폭행 사건이 많기 때문이다.

우리는 성폭력에 대해 새로운 방식으로 이해할 필요가 있다. 성폭력 범죄자에 대한 형량이 적고 판사들이 성범죄에 대해 안이하게 인식하고 있다고 말하려는 것이 아니다. 성폭행은 사회 분위기상 수치심과 수사 과정에서 겪는 모욕감 같은 것 때문에 세상에 알려지지 않은 것이 훨씬 많다. 그중에서도 더욱 큰 문제가 되는 것은 아주 오래 전부터 행해진 가족간 성폭력이다. 이것은 우리가 성폭력 문제를 새로운 방식으로 이해해야 하는 이유이다.

가족 안에서 행해지는 근친상간, 노출증, 관음증 같은 낯 뜨거운 성폭력에 대해서는 변태적인 성욕자의 정신병적 행위라고 치부하고 거론하지 않겠다. 지금부터 말하려고 하는 것은 인식하지 못하고 일어나는 성폭력보다는 조금 수위가 낮은 성적 폭력에 관한 것이다.

가정 안에서 일어나는 수많은 성적 폭력은 부모의 내적인 상태를 떠나서 부모가 자식과의 경계선을 넘어서면서 일어난다. 다시 말해서, 부모의 입장에서만 생각하고 자녀들을 하나의 인격체로 보지 않는 경우에 일어난다. 그런 부모들은 아이에게 혼자 있을 수 있는 안전한 공간을 제공하지 않는다. 예를 들면, 아이가 화장실에 앉아 있는데 부모가 거칠게 문을 열고 들어가서 노출된 아이의 성기를 가리키며 성적인 농담을 하는 경우가 있다. 이는 아이의 수치심이나 상처는 전혀 고려하지 않은 행동이며, 부모의 무지에서 오는 엄연한 성적 폭력이다.

성적 폭력의 또 다른 형태는 부모와 자녀 간에 적절한 성적 경계선을 긋지 않아서 생기는 것으로 아까와는 반대로 자녀를 부모의 또래로 취급하는 경우이다. 이런 경우 종종 부모와 자녀간이라고 생각할 수 없는 부적절한 대화와 행동이 오고가는 것이 특징이다.

'가을' 이라는 닉네임을 사용하던 40대 후반 미혼 여성이 있었다.

그녀는 필자에게 상담을 하면서 중학교 3학년이 되던 시절부터 아버지와 같이 있는 시간이 무척이나 불편했다고 고백했다. "아이고 우리 가을이 처녀 다 되었네……."하면서 아버지가 자신의 엉덩이를 만지는가 하면 볼을 쓰다듬으면서 딸이 아니었다면 사귀고 싶다는 말을 자주 했다고 한다. 그녀는 그런 아버지의 말에 불쾌했다. 성인이 되어 남자를 사귀기도 했지만, 결혼을 하지 못한 이유는 그때 아버지의 말과 행동이 상처가 되어 남자에 대한 깊은 치욕과 복수심을 사귀는 남자들에게 표출했기 때문이라고 했다.

성폭행은 형제자매에게 당하는 경우가 많다. 가장 많은 형태가 두 살 정도 나이 차이가 나는 남매 사이에서 일어난다. 나이가 비슷한 아이들끼리는 거의 같은 시기에 성적 탐험에 관심을 갖는다. 이것은 정상적인 성장 단계에서 지극히 자연스럽게 있을 수 있는 일이지만 주의해야 한다. 아이가 또래에 맞지 않을 뿐 아니라 전혀 이해하기 힘든 행동을 한다면 한번쯤 살펴볼 필요가 있다. 심하면 영화 '올드보이'의 내용처럼 비극적인 결과를 초래할 수도 있을 것이다.

우리가 인식하지 못하는 또 다른 성적 학대는 바로 자녀들에게 전혀 성교육을 시키지 않고 성을 수치스러운 것, 죄짓는 일로 여기게 하는 것이다. 부모가 자녀들에게 적절한 성교육을 시키는 것이야말로 성적 학대를 당하지 않고 성범죄를 줄일 수 있는 가장 좋은 방법이다.

② 신체적 학대

신체적 학대 또한 정신적이며 영적인 상처를 남긴다. 매를 맞거나, 꼬집히거나, 목이 졸리거나, 비틀림을 당하는 등 신체적인 학대를 받은 아이는 자존감을 상실하게 된다. 보호자에게 신체적으로 학대를 받는 아이가 어떻게 자신이 특별하고 훌륭한 존재라는 생각을 할 수 있겠는가?

체벌은 아이와 부모와의 관계를 단절시킨다. 우리 주위에 가정폭력이 수없이 많이 일어나고 있지만, 피해자들은 대부분 사실을 숨기고 있다. 무엇보다도 그것에 대해 말하면 자신들이 더 크게 다치게 될 것이라는 두려움 때문이다.

여성과 아이들에 대한 신체적인 학대는 동서고금을 막론하고 아주 오랫동안 널리 퍼져있다. 아직까지도 체벌을 해야 아이를 올바로 훈육하는 것이라고 믿는 사람이 많다. 그러나 '신체적 처벌은 지속적인 부작용이 없다'는 주장에 대한 근거는 아무것도 없다.

매가 무서워서 잘하려고 하는 행동에는 자율성이 있을 수 없다. 단지 매를 피하기 위해서 비굴해질 뿐이다. 나 역시 고등학교 시절 많은 매를 맞아 본 적이 있다. 엉덩이를 100대 이상 맞아서 살이 터지고 피가 나와서 속옷이 상처에 달라붙어 무척 고생했다. 하지만 30여 년이 지난 지금도 그때 매를 맞았던 기억만 남아 있고, 내가 무슨 잘못을 해서 매를 맞았는지, 그 매가 나에게 어떤 좋은 영향을 주었는지 모른다. 다만, 오기로 버티며 매를 때리는 사람에게 증오심만

키웠을 뿐이다.

폭행을 보고 자란 아이들은 모두 폭행의 희생자가 되어 자존감을 상실하는 것은 물론 강자에게는 한없이 약해지고 약자에게는 한없이 폭군 행세를 하는 비굴한 사람이 된다.

③ 정서적 학대

아이들에게 욕설과 함께 자조적인 꾸지람을 하는 부모가 있다. 예를 들자면, '너 같은 것을 낳고 미역국을 먹은 내가 한심스럽다', '한심한 녀석 같으니……, 그것 밖에 못해?' 또는 '너는 주워온 아이야'라는 식의 이야기는 한마디 한마디가 아이에게 정신적으로 끔찍한 상처를 주는 말이다.

정서적 학대는 엄격함, 완벽주의, 통제의 형태로도 가해진다. 완벽주의는 아이에게 아주 치명적이며 깊은 수치심을 주게 한다. 수치심으로 상처를 입은 아이는 소극적이고 자신이 쓸모없다는 비관론에 빠지게 된다.

④ 학원폭력

학원폭력이라는 말에 우리는 소위 학교에서 일진이라고 일컫는 아이들이 폭력을 행사하며 돈을 빼앗거나 괴롭히는 일을 생각하기 쉽다. 물론 일진도 학원폭력의 한 종류이지만, 내가 말하고자 하는 것은 역시 무의식중에 교사는 물론 학생들끼리 행하는 언어적 폭력

등 정신적으로 가하는 폭력까지를 포함한다.

아이들은 학교에 들어가는 순간 또래 학생들과 선생님에게 판단을 받고 점수가 매겨진다. 어떤 아이들은 교실 안에서 공개적으로 창피를 당한다. 점수 그 자체가 부끄러움이 되기도 한다. 아이들은 아주 잔인하게 다른 아이들을 놀린다. 우는 것은 더욱 창피한 일이다. 또래 집단에게서 느끼는 창피함 때문에 학교는 많은 아이들에게 상처를 주는 거대한 괴물일 수도 있다. 그런데 부모님과 선생님은 열심히 공부해서 좋은 성적을 받아야 한다고만 강요한다.

학교에서 아이들은 사회적 · 경제적 지위뿐 아니라 배경에 대해서도 알아가기 시작한다. 필자의 친구는 담임 선생님이 공개적으로 가정 형편을 조사해서 많이 창피했던 기억이 있다고 한다. '집에 피아노 있는 사람? 자가용 있는 사람?' 등의 질문을 하며 손을 들게 했던 그 선생님의 정신 상태가 성인이 된 지금도 원망스럽다고 했다. 그 친구는 '아버지가 안 계시는 사람?' 하고 선생님이 물었을 때 손을 드는 것이 죽기보다 싫었다고 했다. 아이들을 정신적으로 학대하는 일은 이 외에도 많이 있을 것이다.

상처는 무엇으로 나타날까

이제까지 인간이 상처를 받는 과정에 대하여 알아보기 위해 어린 시절로 거슬러 올라가보았다. 지금부터는 받은 상처가 가슴에 각인되어 무의식 속에서 어떤 형태로 나를 조종하는가 즉 말썽을 피우는가에 대해 알아보도록 하겠다.

인간은 망각의 동물이기에 과거의 상처가 얼마나 인생에 관여하며 발목을 잡을까 의문을 품는 독자들도 있을 것이다. 인간이 망각의 동물인 것은 사실이지만, 그렇다고 상처받았던 기억들이 완전히 사라지는 것은 아니다. 그때의 공포, 좌절, 분노 등의 감정은 무의식 속에 숨어 있다가 결정적인 순간에 방어 본능을 발휘하며 무엇인가를 할 때 지장을 준다. 필자는 과거에 무시당하고 상처받은 잠재의식이 모든 불행의 가장 큰 원인이라는 말을 굳게 믿는다. 그동안 필자에게 상담

한 사람들이 이를 증명하고 있고, 나 자신도 경험했기 때문이다.

우리는 그 잠재의식들을 잘 발견해서 회복하고, 자신을 깊이 이해할 수 있는 도구로 부정적인 감정들을 사용해야 한다. 그렇지 않으면 그 상처받은 잠재의식은 계속해서 방어 본능을 발휘하며 사용될 것이다.

:: 무질서한 행동

자아에 상처를 입은 사람은 제멋대로이고, 반항적이며, 빈둥거리거나 늑장을 부리고, 욕구가 빨리 충족되지 않으면 참지 못하고 고집을 피운다. 누군가와 가까워지고 싶은 욕구를 충족하고자 뒷일은 생각하지 않고 충동적으로 아무하고나 잠자리를 하기도 한다. 원하는 것을 얻기 위해 적극적으로 행동한 것으로 보일 수도 있겠지만, 다시 생각해보면 일시적인 친밀감을 얻기 위해 소중한 것을 잃어버리는 경우이다.

이렇게 무의식적인 욕구나 충동을 고스란히 행동으로 옮기는 것을 정신분석학에서는 '행동화' 라고 한다. 잠재의식 속의 환상을 직접 행동으로 드러내는 것은 본능적인 충동은 만족하게해주지만 후회로 이어진다. 물론 일부러 그러는 것은 아니고, 자신도 모르게 그러는 것이다. 내 마음을 알아주지 않는다고 해서 아무렇게나 사는 것은 나를 헤치고 남에게 상처를 주는 것이다.

::공격적인 행동

　폭력적인 환경에서 학대를 받으며 상처받은 잠재의식이 공격적으로 나타나는 사람들의 경우 대부분 조용하고, 착하고, 고통을 인내하며 잘 견디는 인물로 주위에 비쳐지곤 한다. 하지만 상처받은 그 잠재의식은 이 세상 수많은 폭력과 잔인함의 대명사이다.

　세상을 떠들썩하게 했던 연쇄살인범들이 주위사람들에게 얼마나 평판이 좋았던 사람이었던가를 여러분도 기억할 것이다. 그런 성향의 사람들은 겁이 많은 것이 특징이다. 그들은 어린 시절 폭력 앞에서 무기력하게 떨던 것처럼 자신이 결코 안전하지 못하다는 것을 깨닫게 되면 안전해지기 위해 자신을 가해자와 동일시하기 시작하여 결국 가해자처럼 되어버린다. 그리고 어린 시절 학대당했던 장면을 떠올리는 상황이 생길 때마다 옛날의 두려움과 무력함이 되살아나는 것을 경험한다. 그때마다 두려움을 공격적 행동으로 나타내곤 한다. 조금 더 심각한 사람들이 성범죄자들일 것이다. 이들의 대부분은 어린 시절 성적 피해자인 경우가 많다.

　대부분 범죄 행위들은 상처받은 어린 시절 경험에 의한 것이 많다. 어떤 범죄자들은 어렸을 적 방치에 가까운 부모의 관대함 때문에 버릇없이 망가져서 자신이 다른 사람보다 우월하다고 생각한다. 지나친 관대와 방치 속에서 성장한 사람은 다른 사람에게 특별하게 대우받기를 기대하고, 결국 그것이 당연하다고 믿으며 늘 자신이 옳다고 생각한다. 결국 책임감을 상실한 채 자신의 모든 문제를 남의 탓으로 돌리고, 가해자가 되어서도 상대가 피해를 당할 수밖에 없었다고 항변하며 자신의 범죄 행위를 정당화하려 한다.

또 하나의 공격적 형태로 피동적인 공격이 있다. 누군가를 대놓고 공격하기에는 자신이 맞을까봐 두렵기도 하고, 법적 처벌이 두려워서 감당할 수 있는 수준에서 공격하는 것이다. 그래서 이들은 간접적인 공격 방법을 개발하고 발전시키는데, 이를 피동적인 공격이라고 한다. 예를 들면, 상대가 중요하게 생각하는 프로젝트를 아무렇지도 않게 망쳐버리거나, 발표 준비를 도울 때 슬라이드 파일을 무의식적으로 섞어버리는 등 자신도 약간의 손해를 감수하면서 상대에게 최대의 피해를 끼치는 것이다. 이런 공격적 행동은 우리 주변에서 흔히 발견할 수 있다.

:: 사고의 왜곡

왜곡은 상처의 결과로 생기는 방어기제 중 아주 심각한 종류이다. 성장 발달에 필요한 도움과 사랑의 욕구를 충족하지 못하여 생긴 상처로 사고방식에 영향을 받은 경우이다. 이 경우 자신의 내적 욕구를 충족하기 위해 외부 세계를 자신의 관점으로 바꾸고 그대로 믿어버린다. 쉽게 말해 사실을 자기 마음과 일치하도록 꾸며서 지어내고 그대로 생각해버리는 것이다. 이를테면, 스토커들이 누군가를 짝사랑하면서 사실은 그가 나를 사랑한다고 생각해버리는 것이다.

어린 시절 생각과 감정을 어떻게 구분하는지 배우지 못하면 그 아이는 자라서 자신의 고통스러운 감정을 회피하는 방법에 생각을 이용한다. 다시 말해, 마음과 머리를 따로 분리해버리는 것이다.

:: 격리 · 자학

격리와 자학은 남이 따돌려서가 아니라 스스로 혼자 있기를 원하여 숨어버리는 것이다. 이런 성향이 있는 사람들은 부정하고 싶은 현실에서 도피하여 혼자 있거나 잠을 많이 자거나 공상에 빠져든다.

슬픈 감정을 숨기고 태연한 척 하는 것도 격리이다. 사람들에게서 받은 스트레스를 피하는 방법이지만, 격리가 길어지면 대인관계에 커다란 문제가 생긴다. 부딪힐 때는 부딪히고 울 때는 울어야 한다.

어린 시절 받았던 학대를 자신에게 표출하는 경우도 있다. 어렸을 때 자신이 받았던 체벌을 자신에게 가하는 경우가 그러하다. 실수를 할 때마다 '이 바보야, 어쩌면 그렇게 멍청한 짓을 할 수 있어?' 하며 자기 머리를 쥐어박거나 뺨을 때리기도 한다. 과거의 해결되지 않은 감정들을 종종 자신에게 풀며 적대적으로 행동한다. 이렇게 상처 받은 자아가 자신을 학대하는 쪽으로 표출되는 사람들에게는 소화 장애, 두통, 요통, 목의 통증, 심한 근육 긴장, 관절염, 천식, 심장병, 암 신체적인 증상이 나타나기도 한다.

:: 허풍과 허세

　허풍과 허세를 좋아하는 사람들은 한 마디로 동화 속 주인공, 드라마 속 주인공이 되어서 사는 이들이다. 어린 시절 도움과 사랑을 필요로 하는 아이들의 의존적 특성에 따른 욕구를 충족시키지 못한 채 상처를 받고 자란 자아는 성인이 되어서도 아이와 같은 사고를 하는 경우가 많다. 이들은 마치 동화 속 신데렐라처럼 자기 발에 맞는 신발을 가지고 백마 탄 왕자님이 나타나서 자신의 인생을 화려하게 바꿔줄 것이라고 확신한다.

　의존적인 사람들은 상황을 바꾸기 위해 스스로 뭔가를 하기보다는 어떤 사건이나 사람이 자신의 현실을 바꾸어줄 수 있다고 생각한다. 예를 들면, 돈이 많아지면 행복해질 수 있을 거라고 생각하면서도 돈을 벌기 위해 노력하기보다는 돈 많은 누군가가 나타나서 자신을 행복하게 바꿔놓을 거라고 생각하며 산다. 계속 기다리면 좋은 일이 생길 거라는 식이다.

　이런 성향이 있는 사람들은 자신의 능력이나 현실에 넘치는 권위를 부리려고 한다. 희대의 사기꾼들이나 사이비 종교의 교주들은 이런 생각들이 병적으로 심해서 남들을 착취하며 부리려고 한다. 자신의 나약함, 부적절함, 한계를 감추고 싶은 마음이 무의식 속에 숨어서 작용하기 때문이다.

:: 신뢰감 장애

성장 과정에서 양육자에게 신뢰할 수 없는 상처를 받은 경우 불신의 뿌리가 가슴깊이 자리하며 자라게 된다. 세상이 자신에게 호의적이며 희망에 차 있다고 생각하던 아이는 양육자의 폭력과 학대로 세상이 아주 위험하고 적대적이며, 예측할 수 없는 곳이라고 인식하게 된다. 그 결과 자신 외에는 아무도 믿지 못하는 사람이 되어버린다.

자신 외에는 아무도 믿지 못하는 사람은 자신이 직접 결정하고 직접 하지 않으면 마음을 놓지 못한다. 남이 하는 일은 어떤 것이라도 마음에 들지 않는다. 그래서 부하 직원이나 후배들에게 시켜야 할 일도 '내가 직접 일일이 해야 하느냐' 고 불평을 늘어놓으며 주위 사람들을 불편하게 한다. 부탁을 하거나 남들에게 시키면 될 일을 자신이 해놓고 생색을 내는 것이다. 이런 사람은 대인관계에 심각한 어려움을 만들어낸다. 어느 누구도 자기를 믿지 않는 사람과 친밀해질 방법은 없을 것이다.

위 경우와 정반대로 다른 사람들을 너무 지나치게 믿는 것도 신뢰감 장애로 볼 수 있다. 자신의 모든 결정권을 포기하고 무조건 다른 사람을 따르는 경우이다. 다른 사람을 무조건 믿지 못하는 것도 문제이지만 너무 믿는 것도 바람직한 것은 아니다.

지키기 힘들지만 언제나 중용을 유지하는 것이 좋다. 올바른 신뢰감이야말로 우리 인생 최초의 발달 과정에서 해결해야 할 과제이다.

::관계 형성의 장애

'인간은 사회적 동물이다' 라는 말이 있다. 우리는 가족 관계를 비롯하여 수많은 관계를 맺어가며 살아가고 있다.

상처를 받은 사람은 관계 형성에도 문제를 일으킨다. 어떤 이는 다른 사람들이 자신을 거부할까 두려워 아예 외부 세계와 영원히 고립해버리는가 하면, 어떤 이는 혼자 남는 것이 두려워 자신이 속해 있는 파괴적인 집단을 떠나지 못하기도 한다. 그리고 대부분 사람들은 이 두 극단의 사이에서 방황하고 있다.

'환희' 라는 닉네임의 여인은 30대 중반의 결혼 16년차의 주부이다. 이들 부부는 10년이 넘도록 같은 이불을 덮고 자면서도 부부관계를 하지 않고 있다고 한다. 그녀는 고위 공무원인 시아버지와 시어머니를 모시고 3대가 한집에 모여 사는데, 시집을 오면서 지금까지 온갖 집안 살림을 맡아 했다고 한다. 그리고 자신은 시집을 온 것이 아니라 마치 파출부로 취직한 것이나 다름없다고 말한다.

요즘 세상에 나이도 이제 30대 중반인데 왜 그렇게 사느냐고 물어보았다. 그녀의 대답은 간단했다. 혼자되는 것이 두려워서라고 했다.

그녀는 어린 시절 아버지가 알코올 중독자인데, 그 아버지의 학대를 견디지 못해 어머니가 집을 나가는 바람에 고등학교도 겨우 졸업했다. 그녀는 어떻게 해서든지 알코올 중독자인 아버지가 있는 집에서 나오고 싶었지만, 막상 집을 나오자니 혼자 되는 것이 두려웠다.

그래서 그곳을 빠져나오는 가장 좋은 방법으로 시집을 가는 것이라고 생각했다고 한다. 그러다 남편을 알게 되었는데, 처음 사귀는 이성인 남편에게 사랑의 감정은 그다지 느끼지 못했다. 오로지 빨리 결혼하면 지긋지긋한 아버지 밑에서 벗어날 수 있을 것이라는 생각뿐이었다. 결혼식도 올리기 전에 그녀는 임신을 했고, 시댁 어른들을 모시고 신혼생활을 시작했다.

시어머니는 시아버지보다는 아들이 삶의 전부였다. 신혼 초부터 시어머니의 구박은 상상을 초월했다. 그녀의 친정집을 무시하고, 혼전에 임신하여 순진한 자기 아들 앞길을 막았다고 성화였다. 그녀가 무엇을 해도 늘 불만이었다. 그야말로 파출부로 취직한 거나 다름없는 결혼생활을 지금껏 해왔는데, 어느 날부터인가 자신의 정체성에 깊은 회의가 들기 시작했다. 지금은 심한 우울증까지 있다.

그녀는 시어머니의 구박과 남편의 멸시에 집을 뛰쳐나오고 싶어도 혼자 되는 것이 두려워서 그렇게 못하고 있다고 했다. 어머니에게 버림받고 알코올 중독자인 아버지에게 학대받고 방치되는 동안 자아를 상실한 여인의 비극이다.

상처받은 자아는 자신에 대한 진정한 의식이 없기 때문에 관계 속에서 친밀함을 경험하지 못한다. 학대받고 방치되어 상처를 입은 아이는 버림받는 것과 다른 낯선 곳에 떨어지는 것을 두려워하지만, 자존감이 높고 자신감이 있는 아이는 두려워하지 않는다.

친밀감 장애는 또한 성적 장애의 영향을 많이 받는다. 역기능적인 가정에서 성장한 사람들은 성적 발달에 많은 지장을 받게 된다. 이들이 겪는 피해는 바로 가족 안의 빈약한 성적 모델에서 비롯된다. 예를 들면, 부모가 아이의 성별에 대해 실망하거나, 아이에게 창피를 주거나, 성장 단계별로 필요한 아이의 의존적인 욕구를 무시하는 경우이다.

많은 아이들이 자기의 성별 때문에 부모가 실망한다는 것을 안다. 가령, 아버지는 딸을 원했는데 아들을 낳았거나 하는 경우이다. 이 경우 아이는 자기의 성별에 대해 부끄러움을 느끼게 되고, 부모의 경멸과 멸시 때문에 상처받고 종종 변태적인 성적 행동을 하게 된다.

PART 05

울음치료란

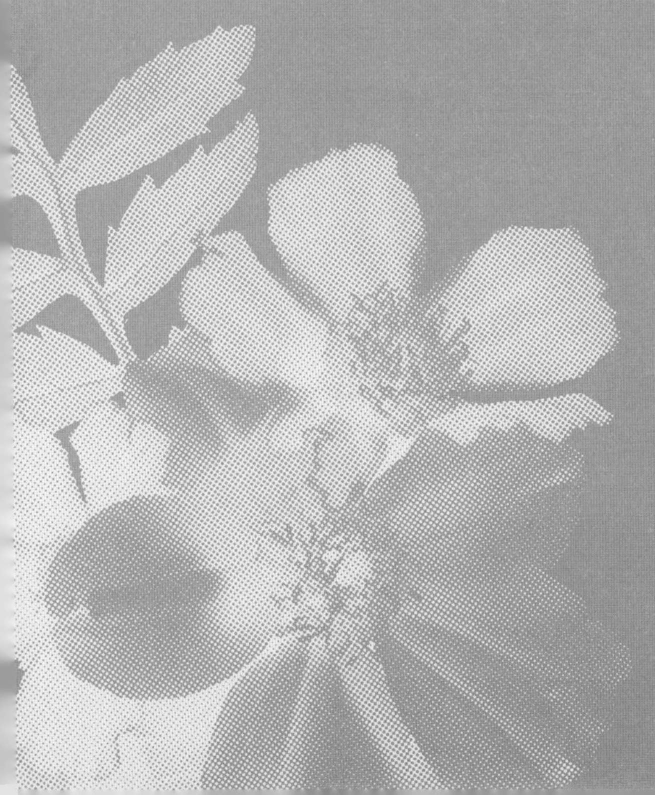

마음에 관한 공부

울음치료란 마음에 관한 공부이다. 사람들은 누구나 "나는 변하고 싶다"라고 말한다. 그러나 변한다는 것이 어디 그리 쉬운 일인가? 변하려면 우선 자신의 마음을 알아야 한다. 자신의 마음속에 나쁘게 자리하고 있는 상처를 잘 달래주고 변화시켜야 한다. 진정으로 자신의 문제점을 알고 그것을 끌어안고 슬퍼하며 울 수 있는 사람만이 변할 수 있다. 즉 자신에 대해 자각해야 그 에너지를 울음으로 발산하여 치유할 수 있다.

1분 동안 묵상하며 호흡하고 수련하면 자각의 에너지가 1분 동안 생성된다. 그 자각의 에너지는 외부에서 들어오는 것이 아니라 우리 내부에서 발생한다. 우리의 모든 문제들도 결국은 외부가 아닌 내부에서 발생하는 에너지로 해결해야 한다.

자각의 에너지는 우리를 지금 이곳, 바로 여기에만 머물게 해주는 에너지다. 예를 들어, 내가 지금 차를 마시고 있다면 지금 차를 마시고 있다는 사실을 자각하고 있어야만 차를 마시고 있는 내 몸과 마음이 함께 차의 맛을 음미하며 느낄 수 있다. 다시 말해서, 나 자신이 현실 속에 있는 것처럼 내가 마시고 있는 차도 현실 속에 있게 되는 것이다. 그러나 시끄러운 카페에 앉아서 차를 마시며 온갖 일을 생각한다면 그 차를 진정으로 마시지 못하게 된다. 그것은 일을 마시는 것이요, 걱정을 마시는 것이다. 나 자신도 현실 속에 있지 못하고, 내가 마시는 차도 현실 속에 있는 것이 아니다. 나 스스로 과거와 미래에 구애받지 않고 모든 걱정들로부터 완전히 자유로워져야 내가 마시는 차도 현실 속에 있게 된다.

과거에 얽매인 사람, 미래에 대한 두려움에 사로잡힌 사람, 일에 대한 걱정과 근심에 마음이 빼앗긴 사람, 분노로 마음이 들끓는 사람은 결코 자유롭지 못하다. 그런 사람은 지금 이곳에 존재하는 인물이 아니고, 그런 삶 역시 그의 것이 아니다. 그런 사람은 차 한 잔을 음미할 수도 없고, 푸른 하늘과 아름다운 꽃을 감상할 수도 없다. 자유인이 아닌 이상 진정으로 살아 있는 사람이 아니다.

자각의 에너지는 바로 지금 여기에서 충실하게 살아갈 수 있는 에너지다. 호흡과 보행, 자신을 자각하면 과거, 미래, 근심과 걱정, 두려움에서 자유로워질 수 있고 그리하면 진정으로 지금 여기에 존재할 수 있다. 스스로 자각하고 있으면 현재 순간 나에게 무엇이 있는지 깨달을 수 있다. 그런 사람이 진정으로 웃을 수 있고 행복할 수 있다.

자신을 스스로 드러내놓고 억압된 감정의 찌꺼기를 눈물로 씻어내고, 자신의 단점을 오히려 장점으로 승화시킬 수 있는 마음가짐이야말로 마음 공부의 시작이며, 동시에 우리가 추구하는 삶의 목표일 것이다. 이 세상 누구보다 소중한 사람은 바로 나 자신이다. 그 소중한 나 자신의 마음이 인생이라는 번뇌의 바다 속에서 울음치료를 통해 더욱더 아름다운 진주로 거듭 태어날 수 있다.

용서와 화해, 감사의 작업

울음은 감정 표출의 자연스런 발로이다. 또한 웃음과 함께 생리적 현상인 동시에 문화적 표현 양식이다. 따라서 민족과 지역에 따라서 그 표현 방식과 의미가 조금씩 다르다.

표현 양식을 크게 언어적인 것과 비언어적인 것의 두 가지로 나누어볼 때, 울음은 몸짓이나 표정과 함께 비언어적인 표현 양식에 속한다. 몸짓이나 표정이 단순히 생리적인 차원을 넘어서 의도적인 의미를 가질 때 표현 양식이 되는 것처럼 울음도 의도된 의미를 가질 때 표현 양식이 된다.

울음은 대개 비일상적인 의례나 개인적인 행위로 나타난다. 울음은 언어와는 달리 내면으로부터 감정이 의도적으로 표출된다. 웃음은 성대에서 한 번의 호기가 잘게 갈라져 단속적으로 발생되는 데 비해, 울음은 연속적으로 발생되는 점이 대조적이다.

일반적으로 울음은 감정이 폭발하여 눈물과 울음소리가 나오는 것을 의미한다. 하지만 어린아이들이 눈물을 흘리지 않고 소리만 내며 우는 시늉만 하는 것은 거짓 울음이다. 미운 시어머니가 죽어서 사실은 속이 시원한 며느리가 곡을 할 때 눈물이 나오지 않아 걱정이라면서 침을 눈에 바르는 일도 있다는 옛말도 있다. 이로 보건대, 진정한 인간의 울음은 감정이 수반되어서 눈물과 소리를 겸하는 것이라고 할 수 있다.

울음치료는 감정이 수반된다는 것에 중점을 두어야 한다. 기원전 4세기 경 그리스의 철학자 아리스토텔레스는 눈물을 흘리는 것은 카타르시스 즉 정서를 순화시키는 작용을 한다는 이론을 내세웠다. 눈물을 흘려서 정서를 순화하는 것은 가슴속의 안 좋은 감정들을 눈물로 씻어버림으로써 마음이 편안해지는 것을 말한다.

이미 앞에서도 말했듯이 정신이 건전해야 육체가 건강해질 수 있다. 인간의 질병은 거의 대부분 심인성 질환 즉, 마음에서 기인한다. 이 심인성 질환의 원인이 되는 불안정한 마음을 갖게 하는 감정들을 찾아내어 눈물로 씻어버리고 심신이 최상의 상태를 유지하도록 하는 작업이 울음치료이다. 즉, 울음으로 정서적인 카타르시스를 경험하게 하여 슬프고 한이 맺힌 자아를 발견하고 위로하여 편안하게 하도록 하는 것이 바로 울음치료다.

울음치료를 하면서 느끼는 것 중 하나는 세상 모든 사람들이 마음속 깊숙이 감추어진 상처받은 자아를 간직한 채 살아가고 있다는 것이다. 그 상처를 하나하나 들여다보면 결국 용서하지 못하는 마음 때문에 비롯된 것이라고 단정할 수 있다. 자신에게 상처를 주었던 사람과 자기 자신을 용서하며 화해할 때 비로소 상처는 삶을 윤택하게 하는 도구가 될 수 있다. 이런 의미에서 본다면 울음치료의 목적은 상처받은 자아를 위해 용서와 화해의 작업을 하는 것이다. 그리고 자존감을 높이는 것이다.

자신의 상처를 똑바로 보고 진심으로 그것을 끌어안고 슬퍼하며 용서하고 용서받고 눈물로 씻어버리고 진정한 자아를 찾을 때 자존감이 높아진다. 상처를 받은 자아는 대부분 자신에 대한 원망과 책망으로 응어리를 가슴에 쌓아두고 살아가고 있다. 자신을 용서하지 않으면 고통받고 좌절하게 되고 나아가 자신을 버리며 치유할 수 없는 상처를 자신에게 입히게 된다.

노숙자의 예를 들어보자. 지금도 수많은 사람들이 노숙자로 전락하는 이유는 우리 사회의 구조적인 문제도 있지만, 근본적으로는 자신을 학대하며 버렸기 때문이다. 그 결과 만신창이가 되어 아무 일도 할 수 없게 되고 가족들 보기가 민망해서 집을 나와 거리에서 방황하게 된다. 그들도 모두 빨리 그곳에서 벗어나고 싶어 하지만, 이미 피폐해져 버린 몸과 마음으로는 당장 그것밖에는 할 수 없는 처지이다.

실제로 필자도 눈물을 통하여 객관적으로 나 자신을 돌아보고 진정한 자아를 발견했다. 실컷 울고 나서 나 자신의 문제들을 들여다

보고 그것에서 자유로워지니까 주변에 감사할 일이 아주 많았다. 밥을 먹는 일도 감사하고, 잠을 자는 일도 감사하고, 지금 이 순간 살아 있다는 것 자체가 감사했다. 모든 것이 감사한 일이다. 이 글을 쓰고 있는 이 순간에도 감사한 일은 무수하게 많이 널려 있다.

울음치료란 슬픔을 다루는 작업이다. 슬픔은 울음을 유발하고, 울음은 눈물을 흘리게 하고 눈물은 고통을 덜어주며 정화한다. 과거에 상처받고 잃었던 것을 마음껏 슬퍼하며 울고 나면 우리가 가진 에너지를 긍정적으로 사용할 수 있다. 잃어버린 것들, 가슴 아픈 상처를 슬퍼할 수 없다면 과거에서 벗어날 수 없을 것이다. 고통과 상처에 연결된 감정의 에너지들은 거대한 덩어리가 되어 우리 가슴을 짓누른다. 이 거대한 덩어리를 잘 다스려서 삶을 윤택하게 하는 도구로 활용해야 한다.

누구나 한 번쯤은 어떤 이유로든 전혀 대화를 할 수 없어서 한 집에 살고 있는 부모님이 마치 멀리 있는 존재처럼 느껴지던 시절이 있을 것이다. 서로가 피 한 방울 섞이지 않은 남남처럼 행동하며 냉랭한 분위기와 상황에 마주치면 부모와 자식 모두 고통스럽기는 마찬가지다. 그 상황에서는 서로가 가족들 사이에 오해와 분열과 증오만이 존재한다고 굳게 믿기 쉽다. 비록 대화가 단절되기는 했으나 얼마나 많은 것을 공유하고 있으며 서로를 이해하고 용서하고 사랑할 수 있는 힘이 있는지 모른다.

비가 내리던 날 비행기를 타본 적이 있다. 공항으로 가는 동안 나는 비가 오는 날은 당연이 햇빛이 없다고 생각했다. 하지만 비행기가 이륙하고 구름 위로 오르니 다시 햇빛을 볼 수 있었다. 햇빛은 언제나처럼 거기에서 비추고 있었다. 비를 내리는 구름에 가려져 있을 뿐이었지 사라진 것이 아니었다. 이와 마찬가지로 분노와 증오와 갈등의 순간에도 사랑은 여전히 그 자리에 있다. 화해하고 용서하고 사랑하고 배려할 수 있는 능력이 항상 우리에게 있다는 것을 깨달아야 한다.

울음치료란 눈물을 통해 자신을 돌아보며 용서하고 나아가 자신에게 상처를 준 사람이나 일을 용서하고, 자신의 발목을 잡고 있는 것에서 자유로워지며 그동안 느끼지 못했던 일상의 작은 것들에 대해 감사하는 마음을 갖게 하는 것이다. 마치 비행기를 타고 구름 위로 날아 올라가 비가 내리는 어두운 세상이 아닌 밝은 태양을 보는 것처럼 말이다. 모든 것을 놓아버리고 용서하면 감사하는 마음이 생긴다. 자꾸 감사하면 감사할 일이 더 많이 생긴다. 감사할 일이 많다는 것은 그만큼 삶이 기쁨으로 충만하다는 의미이다. 삶이 기쁨으로 충만하려면 먼저 자신을 용서하고 발목을 잡는 것들로부터 자유로워지고, 하루하루 평범한 일상 속에서 일어나는 잔잔한 일들에 감사해야 한다.

다시 한 번 강조하지만, 삶이 그대를 속일지라도 슬퍼하거나 노여워하지 말아야 하는 것이 아니고, 삶이 그대를 속인다면 그 슬픔과 노여움을 있는 그대로 표현하고 마음껏 목 놓아 울며 눈물로 씻어내야 한다. 눈물로 모든 것을 비워내고 나면 길이 보이고 일상의 모든 것이 감사함으로 다가온다. 그리고 삶이 윤택해진다. 이런 이유를 들어 정의한다면 울음치료는 용서와 화해, 감사의 작업이다. 울음치료는 우리가 처해 있는 상황을 얼마든지 바꿀 수 있다.

우리는 스스로 평화를 가져올 능력이 있음을 깊이 깨달아야 한다. 우리 안에 있는 사랑과 용서와 화해의 에너지에 대한 확신을 키워야 한다. 우리에게 이러한 에너지를 찾아주는 것은 여러 가지가 있지만, 그 하나가 의식적인 호흡으로 자신을 발견하고 눈물로 씻어내어 마음을 열 수 있는 울음치료이다.

울음치료의 역사

    울음이라는 것은 거창하게 역사라는 단어를 사용하기가 쑥스러울 정도로 원초적인 의사 표현 수단이기에 이미 인류 문명의 시작과 동시에 울음치료가 행해졌다고 할 수 있다. 고대의 제사 의식에서 근대의 종교 즉 불교의 명상 수련, 기독교의 통성 기도에 이르기까지 울음치료는 이미 우리 생활의 여기저기에서 행해지고 있었다.

    하지만 '울음치료' 라는 단어가 이 세상에 알려지기 시작한 것은 1970년 존 레논이 그룹 비틀즈를 떠나면서 발표한 음반 'PLASTIC ONO'가 아내 오노 요꼬와 함께 명상의 한 방법으로 울음치료를 받은 후에 영감을 얻어 만든 것이라고 알려지면서 부터이다.

    프라이멀 요법이라고 불리우는 이 울음치료법은 인간이 태어나면서부터 받기 시작하는 상처를 묵상을 통하여 그 시점으로 돌아가서 기억해 내고, 울음을 매개체로 치유하는 방식으로, 필자가 다음 장에서 소개하는 울음치료의 방법은 이 요법을 토대로 소개한 것이다.

명상에서 시작된 울음치료는 최근에서야 의학적으로 인정을 받고 있으며, 과학적 근거를 제일 처음 제시한 사람은 미국의 윌리엄 프레이어 박사다. 그는 1977년 '알츠하이머를 유발하는 스트레스'를 연구하다가 눈물의 해독 작용을 논문으로 발표했다. 그 후 미국, 일본 등 수많은 과학자들이 눈물에 대한 논문을 발표했다.

현재 미국과 일본 등지에서는 말기 암 환자들이나 통증이 심한 질병을 앓고 있는 환자들, 정신과적 문제가 있는 환자들에게 눈물 치료를 병행하고 있다. 미국과 유럽, 일본 등 선진국에서는 요가의 수련법 중 하나로 울기 프로그램이 각광을 받고 있는 실정이다. 우리나라에서도 일부 병원과 심리상담소, 명상 캠프, 요가수련원 등에서 울기 프로그램을 실행하고 있으나, '울음치료'라는 단어를 사용하여 프로그램을 진행하는 것은 한국웃음센터의 웃음치료사와 스트레스치료사 연수 과정 그리고 한국스트레스연구소의 울음치료사와 스트레스치료사 연수 과정뿐이다. '울음치료사' 라는 직업 명칭을 사용한 경우는 필자가 최초라고 해도 과장된 말이 아니다. 이 원고를 쓰면서 울음치료가 마음의 치유 기법으로 이 땅에 자리 잡을 날을 기대해본다.

한국인과 울음치료

지구상에서 한국인만큼 울음치료를 본능적으로 잘하고 있는 민족도 없을 것이다. 우리 민족은 감정적 특성이 강해서 감정 표현 능력이 전 세계적으로 단연 돋보인다. 예를 들면, 하늘에 대한 표현 하나를 가지고도 파란 하늘, 푸른 하늘, 퍼런 하늘, 새파란 하늘, 시퍼런 하늘 등 감정에 따라서 무궁무진하게 표현한다. 물론 그런 이유로 우리의 표현 방식이 영어로 번역할 적당한 말이 없어서 노벨문학상을 한국 사람이 받지 못한다는 말이 있을 정도다.

어쨌든 한국 사람들은 무궁무진한 표현 방법 중에서도 특히 슬픈 감정을 잘 나타낸다. 태어나서부터 죽을 때까지 눈물과 울음으로 감정을 표현하는 것을 보면 알 수 있다. 다음 한국어와 영어 문장을 비교해보면 쉽게 이해가 간다.

한국인들은 새가 지저귀는 것을 새가 운다고 표현한다. 지구상 수많은 나라 중에서 새가 운다라고 표현하는 곳은 한국뿐이다. 눈물과 한이 많은 민족이라서 그런지 '운다' 라는 표현을 새소리뿐만 아니라 벌레나 짐승(매미, 귀뚜라미, 늑대, 여우 등)에게도 쓴다. 문풍지가 운다라는 말에서도 알 수 있듯이 동물뿐 아니라 물체까지도 울음이라는 표현을 쓴다.

이토록 감수성이 풍부한 한국인은 일찍이 조상대대로 '울음치료' 라는 단어를 사용하지 않았을 뿐, 울음치료를 이미 하고 있었다고 할 만큼 생활 속에서 울음을 잘 활용했다. 그 증거는 요즘도 행해지고 있는 불교나 무속의 종교 의식에서 볼 수 있다.

요즈음이야 집안에 우환이 있으면 그 종류에 따라 전문가를 찾아가지만, 옛날에는 그렇지 않았다. 예를 들어, 요즈음은 환자가 있으면 병원으로, 법적인 문제가 있으면 변호사를 찾아가지만, 예전에는 집안에 환자가 있거나 어떤 문제에 직면하면 산에 들어가 불공을 드리든지 무당을 찾아갔다. 그럴 때면 어김없이 치루는 '구명시식' 이라는 의식이 있다.

구명시식이란 죽은 자의 원혼이 살아 있을 때의 한을 풀지 못하여 생존해 있는 친지들에게 해코지를 한다는 믿음 때문에 생겨났다. 죽은 사람의 영혼의 부정을 씻어서 저승으로 고이 보내 살아 있는 사람들의 평안을 기원하는 의식으로 무속에서 행해진다. 각 지방마다 각기 다른 이름으로 불리며, 서울은 지노귀굿, 전라도는 씻김굿, 경상도는 오구굿, 함경도는 망무귀굿, 평안도는 시왕굿, 제주도는 푸다시 등이 있다. 흔히 사이가 안 좋거나 자주 충돌을 빚는 사람들을 만날 때 푸닥거리를 하든지 해야 한다는 말도 여기서 유래되었다.

구명시식의 절정은 바로 울음이다. 무당은 무악과 춤으로 굿의 분위기를 고조시키고, 슬픈 내용의 가사나 제주의 사연을 슬픈 설화를 바탕으로 창을 한다. 제주의 감정을 이입할 수 있는 단계까지 이끌고 가서는 자신이 먼저 울음을 시작하거나 울게 만든다. 나중에 울음치료 기법에서 알게 되겠지만, 이 과정은 오늘날 울음명상, 울음요가 등 울음치료의 기법과 상통한다.

무녀의 울음은 대개 무가의 곡에 푸념과 사설을 얹어서 부르는 음악적 울음으로 참가자들의 울음을 유발한다. 참가자들이 울음을 터뜨리면 이승과 저승이 함께 운다. 영단 앞에 있는 산 사람은 죽은 이의 이름을 부르며 이마를 찧으며 펑펑 울고, 이를 진정시키기 위해 주변 사람들이 매달려 애를 쓰며 같이 운다. 그렇게 서로 부둥켜안고 실컷 울고 난 후에는 억울한 영혼이 한을 씻고 편히 저승길로 갔다고 믿으며 마음의 위로를 찾는다. 그러면 마음이 평안해진다.

울음치료의 관점에서 보면 무악과 춤으로 분위기를 띄우는 과정에서 참가자들의 정신세계는 오감이 깨어나 몰입 상태로 들어간다.

그리고 무녀의 슬픈 창으로 감정을 이입하여 울음을 터뜨리며 실컷 우는 과정에서 정서적 카타르시스를 경험함으로써 개운한 기분으로 마음이 안정되고 우환을 해결할 실마리를 찾게 된다.

종교적인 측면에서 바라보는 울음치료 방법이 꼭 무속에만 있는 것은 아니다. 기독교에서도 울음치료는 행해지고 있다. 통성 기도가 바로 그것이다. 통성 기도 시 사람들은 혼자 또는 모두 모여 울부짖으며 절대자에게 자신이 갈구하는 기도를 바친다. 대성통곡을 하며 바닥을 구르는 이도 있다. 연신 이마를 찧으며 눈물과 땀으로 기도를 마치고 나면 이 역시 정서적인 카타르시스를 가져다준다. 그러면 마음이 평안해지고 갈구하는 것에 대한 해결 방법이 보인다. 이렇게 한국 사람들은 옛날이나 지금이나 울음을 생활 속에서 아주 잘 활용하고 있으며, 이미 울음치료를 경험하고 있다.

이제는 절대로 울음을 창피하게 생각하지도 말고, 모자라는 사람의 전유물로 생각하지도 말아야 한다. 앞으로는 사람들을 만날 때마다 많이 웃으라는 덕담과 함께 한 마디 더 말해야 한다. 울고 싶을 때는 참지 말고 시원하게 울어버리라고……

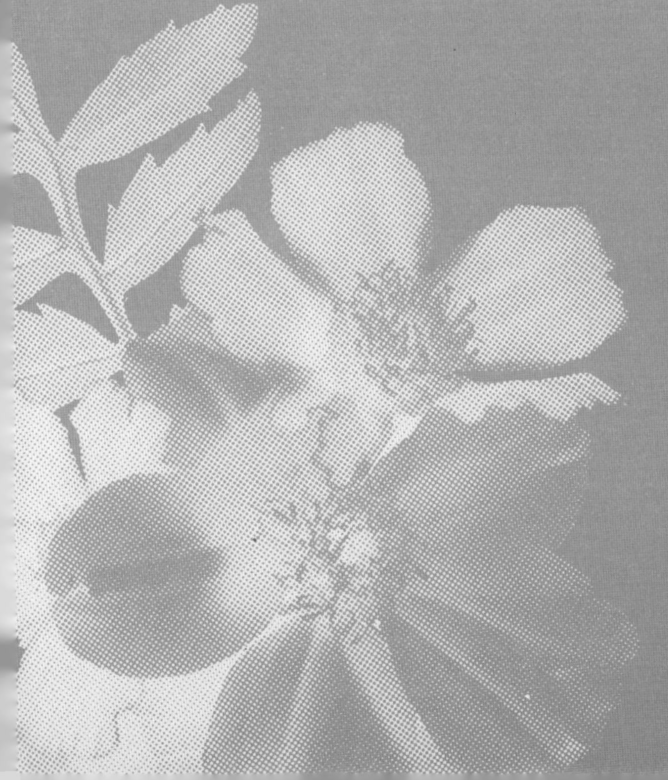

울음치료는 어떻게 하나

오감 깨우기(감정관계 훈련)

지금 이 책을 읽고 있는 당신이 울음치료사이건 아니건 상관없다. 이 책에는 당신 내면의 상처받은 자아를 치유하기 위한 방법을 정리해놓았기 때문이다.

만약 당신이 죽었을 때를 가정해보자. 당신이 죽은 후의 모습은 어떠할까? 지금 이대로 살다간다면 당신의 주검은 어떤 모습일까? 평화로운 모습일까, 삶에 찌들어 고통으로 일그러진 모습일까?

당신이 살아 있는 동안 당신이 해야 할 일을 좀 더 잘할 수 있다면 마지막 순간 당신은 이 세상에 머무를 수 있었음에 감사할 것이다. 그리고 좀 더 침착해지고 평화로워 질 것이다. 또한 이 세상을 떠날 수 있음에 감사할 것이다.

울음치료란 상처받은 자아를 치유하는 일이다. 상처받은 자아를 치유하는 일은 곧 깨달음을 경험하는 것이다. 깨달음은 삶을 윤택하게 한다. 삶을 윤택하게 하는 것은 곧 행복한 죽음을 위한 것이다.

우리가 처음 이 세상에 왔을 때는 동화 속 요정처럼 모두 순수하고 깨끗하고 낙천적이며 희망이 가득 차 있었다. 그러나 살아가면서 여러 가지 상처를 입으면서 부정적으로 변질되었고, 절망과 좌절의 옥쇄에 갇혀 버렸다. 이제 이 땅에 왔을 때의 깨끗함을 회복하고 왔던 곳으로 되돌아가야 한다. 되돌아간다는 것은 자연스런 회복과도 같다. 그러한 회복은 당당하지도 극적이지도 않다, 단지 인생이 가야 하는 길일 뿐이다. 당신의 상처받은 자아를 치유하는 것은 당신의 발달 단계로 되돌아가서 해결되지 않은 과제들을 끝내는 작업이다.

울음치료란 잠재되어 있는 무의식 속 자신의 억눌린 자아를 찾아서 치유하고, 희망과 환희를 심어주는 치료기법이다. 인간의 의식은 미묘한 것이기에 잠재되어 있는 의식 속 감정을 깨우지 않고는 감정이입에 한계가 있다. 마음과 신체 자극을 통해 잠재되어 있는 오감을 깨우는 작업의 성패가 울음치료의 성패와도 연결된다.

울음치료는 의식적인 호흡, 의식하며 걷기, 고통 끌어안기, 우리의 지각을 깊이 들여다보기 등을 통해 느끼는 모든 감정을 자각하는 과정이다. 의식적으로 숨을 들이쉬면 공기가 몸 안으로 들어오는 것을 알게 되고, 의식적으로 숨을 내쉬면 몸 안 공기가 바뀌는 것을 알게 된다. 우리가 공기와 몸을 자각하면 마음까지 자각하게 된다. 그렇게 단 한 번만 의식적으로 호흡하면 자신과 주위에 있는 모든 것을 자각할 수 있다. 그리고 세 번만 반복하면 그 자각을 유지할 수 있다.

자각의 에너지는 몸과 마음이 하나가 되기 위한 에너지다. 감정 관계 훈련은 자각의 에너지를 통하여 오감을 깨우고 울음치료에 효과적으로 다가서기 위한 워밍업 단계이다. 우리 몸을 자각하고 감싸 안음으로써 평안하게 할 수 있는 것처럼 마음속 감정들 역시 그렇게 할 수 있다. 숨을 의식적으로 들이쉬고 내쉬면서 마음속에 있는 감정들을 짚어보면 된다.

우리 마음속에는 분노, 갈망, 두려움, 공포, 시기와 같은 부정적인 감정이 있는가 하면, 자각과 평정을 통한 기쁨, 환희, 감사함, 연민 같은 긍정적인 감정도 있다. 긍정적인 감정을 느끼며 의식적으로 심호흡을 하면 그 감정의 뿌리가 정확히 우리 마음속 어디에 있는지 알 수 있게 된다. 그렇게 의식적인 호흡으로 기쁨과, 환희, 연민 같은 좋은 감정들을 감싸 안으면 훨씬 더 오래 지속되며 감정의 크기도 훨씬 더 배가되고 강렬하게 느껴진다. 그러므로 기쁨과 행복, 환희와 같은 좋은 감정들이 마음속에서 일어날 때는 그것을 따뜻하게 감싸 안아서 우리 마음을 기름지게 유지하도록 해야 한다. 뿐만 아니라 부정적인 감정에도 지그시 감싸 안아야 한다.

의식적인 호흡을 통해서 감정을 달래주고 가라 앉혀야 한다. 우리는 흔히 마음이 밭이라는 표현을 자주 쓴다. 그 말처럼 모든 감정의 씨앗들이 우리 마음속에 묻혀 있다. 모든 감정들은 표층의식에 의해서 나타났다가 한동안 머물러 있다가 다시 씨앗이 되어서 잠재의식

속으로 들어가서는 파묻혀버린다.

기쁨이나 환희 같은 긍정적인 감정이 의식 속에 나타나면 행복감을 느낀다. 그러나 분노, 시기, 두려움 등의 부정적인 감정은 불행한 감정을 안겨준다. 긍정적인 감정도, 부정적인 감정도 마음의 밭에 묻힌 채 아무것에도 자극받지 않으면 그저 씨앗일 뿐이지만 그 씨앗이 싹을 틔워서 표층의식으로 올라오면 하나의 감정이 된다.

부정적인 감정들이 모습을 드러내지 않을 때도 그것은 상처라는 씨앗으로 마음속에 있으며, 언제든지 싹을 틔워서 습관적인 에너지가 되어 인생의 발목을 잡는다. 우리는 이것을 반드시 알고 있어야 한다.

우리는 누구나 상처에 의한 습관적인 에너지를 가지고 있다. 습관적인 에너지에 떠밀려 말이나 행동을 하면 남들과의 관계가 나빠지는 것은 물론이고 자신의 심신에도 많은 악영향을 미친다. 그러나 그것을 잘 알면서도 우리는 습관적인 에너지에서 비롯된 말과 행동을 한다. 그리고 다른 사람들과의 관계에서 많은 문제와 고통을 일으킨 후에야 비로소 후회를 하고, 다시는 그런 짓을 하지 않겠노라고 다짐한다. 그때 심정은 매우 진실하다. 하지만 또다시 그런 상황과 조건이 주어지면 똑같은 행동과 말을 하여 관계를 더욱 악화시킨다.

우리의 지식과 지성은 습관적인 에너지를 처리하는 데 아무런 도움을 주지 않는다. 오직 그것을 찾아내서 감싸 안고 변화시키는 방법 외에는 다른 것이 없다. 습관적인 에너지가 일어날 때 즉시 의식적으로 호흡해서 그것을 보살피고 가르쳐야 한다.

습관적인 에너지를 찾아서 의식적으로 호흡하며 발견해내고 보살피고 가르치는 방법을 알아보도록 하자.

:: 자신의 신체에 대한 의식

감정이입으로 생각의 모든 에너지를 모아 아주 깊이 집중적으로 생각하게 하는 기법이다. 머리끝에서 발끝까지 느껴지는 생각을 의식하며 온 몸의 세포를 깨울 수 있도록 유도한다. 생각은 생리적인 것이기 때문에 스스로 자신을 조절할 수 있는 방법을 찾도록 기회를 주는 것이다.

:: 신체 주변 것들에 대한 의식

신체를 느끼고 난 후 심호흡을 하면서 몸속에 드나드는 공기의 느낌을 의식한다. 그 후에는 피부에 닿아 있는 옷감의 느낌, 앉아있는 의자의 느낌 등 주위 모든 것을 의식할 수 있도록 한다. 마지막으로 묵언의 걸음걷기를 하면서 발에 느껴지는 감촉을 의식하도록 한다.

■ 신체와 주변을 의식하기 위한 묵상

이 묵상을 하려면 다른 사람에게 방해받지 않는 30분~1시간 정도의 시간이 필요하다. 이 묵상은 감정을 느끼기 위한 워밍업 작업으로, 온몸을 편안하게 이완시킨 상태로 의자에 앉아서 한다.

치유를 위해서는 모든 감정을 느낄 필요가 있다. 발버둥 치며 날 뛰기도 하고, 두려움, 분노, 환희, 기쁨, 슬픔의 감정을 모두 느낄 수 있어야 한다. 이 모든 것은 시간을 많이 필요한 작업이다. 감정의 회 복을 위해서는 신체 세포를 모두 깨워서 느끼며 신체 주변의 기운을 느껴야 한다. 다음에 나오는 '상처받은 자아 찾기' 중 '몸의 긴장을 푸 는 호흡법' 과 묵상 내용이 같으므로 여기서는 생략한다.

:: 오감 표현하기

자신의 신체와 주변의 모든 것들을 의식하고 난 후에는 자신의 감 정을 느끼고 의식하도록 한다. 인간이 느끼는 기쁨, 분노, 슬픔, 공포, 환희의 감정을 표정과 행동으로 표현하도록 하여 울음치료에 들어가 기 전에 감정을 다스리는 훈련기법이다. 다음과 같은 방법으로 진행 한다.

첫째, 울음치료 대상자 중 다섯 사람을 지정하여 그들에게 각각 다섯 가지 감정 중 하나에 대해 심사위원이 되도록 임무를 준다.

둘째, 울음치료 대상자들은 각 과정마다 감정을 표현하고 그들 모 두에게 합격 판정을 받은 후 다음 단계로 넘어간다.

상처받은 자아 찾기

울음치료에 앞서 감정관계 훈련을 통하여 모든 감정을 받아들일 준비가 되도록 하는 것은 일종의 안전장치다. 울음치료는 마음의 상처와 슬픔을 다루는 작업이니만큼 감정을 충분히 느끼고 통제할 수 없는 상태에서 꽁꽁 숨겨둔 과거의 상처를 찾아내면 오히려 역효과가 나타나 더 큰 충격이 될 수 있기 때문이다. 따라서 감정을 충분히 느껴야 할 필요가 있다. 발버둥 치며 날뛰어야 할 필요도 있고, 절규도 해야 하고, 두려움으로 벌벌 떨 필요도 있다. 이 모든 것은 많은 시간을 필요로 한다.

충분히 감정을 느끼고 무의식 속에 숨어 있는 상처받은 '또 다른 나'를 만나야 한다. 상처받은 '또 다른 나'와의 만남(누군가 옆에 있어주고 혼자 내버려 두지 않는다는 것을 '또 다른 나'가 알아주는 것)은 '또 다른 나'에게 기쁨과 즉각적인 안심을 주기 때문이다.

'또 다른 나'는 여러 가지 모습으로 나타날 수 있다. 그것은 갓난아이, 어린 꼬마 아이, 사춘기 청소년, 대학생, 사회 초년병 등 상처받았던 그 시점의 모습으로 당신 가슴 깊이 숨어 있었다. 우리는 그런 '또 다른 나'를 찾아서 상처를 같이 슬퍼해주고 달래주며 대화해야 한다. 그렇게 만나서 슬픔을 쏟아내는 시간이 과연 얼마나 걸릴지는 사람마다 각기 다르기 때문에 사실 알 수 없다. 다만, 당신의 '또 다른 나'가 만들어낸 방어 기제를 당신이 어떻게 버려야 할지를 빨리 알아채는 것이 관건이다.

사실 방어 기제에서 완전히 벗어나기란 쉬운 일이 아니다. 당신이 아픔을 슬퍼하기에 안전하지 않은 사람들과 장소가 존재하기 때문이다. 그러므로 울음치료를 위해서는 정서적으로 안전한 환경을 만들어야 한다. 이상의 과정을 거치면서 안전한 환경이 만들어졌다고 가정하고, 이제 '또 다른 나'를 찾아서 여행을 떠나보자.

:: 워밍업

감정관계 훈련을 통하여 정서적인 안전지대를 만들었다면 지금부터 '또 다른 나'를 찾아 떠나는 긴 여정을 위해 우선 워밍업을 해야 한다. 운동선수들이 경기에 임하기전 자신의 능력을 최대한 발휘하고 부상을 방지하기 위해 준비 운동으로 몸 풀기를 하듯이 울음치료

역시 충분히 감정을 이입하고 몰입을 하기 위해 몸과 마음의 긴장상
태를 이완하는 작업이 필요하다.

① 몸과 마음의 긴장 풀기

자리에서 일어서서 크게 호흡하며 묵상한다. 다음과 같이 울음치
료사의 묵상 글을 들으며 그대로 따라가면 된다. 묵상의 글 중 ' ' 표
시 부분은 15초 이상 간격을 두도록 한다.

■ **몸과 마음의 긴장을 푸는 묵상의 글**

든 것을 있는 그대로 느껴보시기 바랍니다.

다시 한 번 숨을 천천히 들이쉬고 참았다가 내쉽니다.

그 상태에서 앞으로 나란히 하는 자세로 두 팔을 앞으로 뻗습니다.

숨을 천천히 들이쉬고 참았다가 내쉽니다.

이제 당신이 뻗고 있는 팔 위에 20kg 정도의 물체가 있다고 상상합니다.

(이때 팔이 저절로 아래로 떨어지면 제대로 묵상하며 몰입을 하고 있다는 증거이고, 아직도 팔을 뻗은 채로 있으면 묵상을 제대로 따라오지 못하고 있다는 이야기다. 묵상을 제대로 따라오지 못하는 것은 내면의 방어 기제로 자아를 보호하려는 성향이 강한 사람에게 나타나는 현상이다. 경우에 따라서는 참가자들에게 눈을 뜨게 하여 좀 더 잘 따라올 수 있도록 주의를 주고, 처음부터 다시 시작하는 것도 좋다.)

그 상태에서 지금 흘러나오고 있는 음악에 맞추어서 천천히 호흡을 합니다. 잠시 후 음악이 바뀌면 리듬에 맞춰서 당신이 느끼는 것을 그대로 몸동작으로 표현해봅니다

(이때 음악은 경쾌한 북소리 또는 비트가 강하고 빠르며 경쾌하고 가사가 없는 것으로 바꾸어야 한다.)

우리 뇌는 음악에 반응하게 되어 있다. 마음과 신체적인 자극에서 제일 많이 흡수되는 것이 음악이다. 울음치료 시 음악 선택은 감정이입을 위해 신중하게 선택해야 한다. 인간의 의식 세계는 미묘한 것

이기에 정서적으로 좋은 영향을 주는 음악이나 소리를 들으면 감정 이입을 최대한 할 수 있다.

몸은 내가 모르는 나의 아픔과 상처를 모두 기억하고 있다. 예를 들면, 사고로 일시적인 기억상실증에 걸린 사람이 그 전 습관대로 계속 왼손을 사용하는가 하면, 폐쇄 공포증이 있어 계단을 이용하던 사람이 기억상실증에 걸린 상태에서도 엘리베이터를 타지 않고 계단을 이용하는 것 등이다.

음악에 맞춰 느낌을 몸동작으로 표현하는 것은 몸과 정신과 감정과 기억의 상태를 거울로 보는 것과 같다. 몸과 마음은 연관되어 있기 때문에 몸의 움직임을 통하여 심리를 변화시킬 수 있다. 그러므로 울음치료 시 감정이입을 위해 음악에 맞춰서 뛰게 하고 소리도 지르게 하고, 때로는 박장대소를 유도하기도 하며, 거의 무아지경에서 몸속 에너지를 소모할 수 있도록 도움을 준다. 대상과 상황에 따라 시간 조절은 가능하겠지만, 워밍업은 30~40분 정도로 길게 하여 대상자들이 지칠 때까지 격렬하게 하는 것이 좋다.

② 호흡 고르기

격렬한 신체활동을 통하여 몸과 마음의 긴장이 이완된 상태에서 이제는 감정 몰입을 위해 호흡을 고르는 시간을 가진다. 이때 물소리, 새소리 등 자연의 소리가 깔린 평화로운 음악을 들으며 호흡을 가다듬는다.

■ 울음치료를 위한 호흡법

사람이 호흡할 때는 흉식, 복식 호흡에 관계없이 대체로 1분에 18회 정도 숨을 쉰다. 이때 들숨과 날숨의 시간과 양은 일정하다.

그런데 울음치료를 위해 감정 이입을 목적으로 호흡할 때는 들숨은 적게, 날숨은 많이 쉬고, 1분에 56회 정도로 아주 천천히 호흡하는 것이 좋다. 이런 식으로 호흡을 하면 숨을 모두 토해내므로 들숨이 훨씬 많아지고, 몸속으로 들어오는 산소의 양도 평소보다 훨씬 많아진다. 그러면 몸속 탄산가스가 충분히 몸 밖으로 나가는 동시에 신선한 산소가 듬뿍 몸속으로 들어온다.

몸속에 들어온 산소는 혈액을 타고 전달되어 뇌세포에 영양을 공급해준다. 뇌세포에 전달되는 산소가 많아지면 뇌세포에 영양이 풍부하게 전달되고, 따라서 몸이 안정적으로 유지되어 감정이입을 쉽게 이끌어낼 수 있다. 이 호흡법은 스트레스 해소에도 상당한 효과가 있다.

■ 몸의 긴장을 푸는 호흡법

긴장을 풀어 몸이 편안해지면 마음도 평화로워진다. 이 평화로운 에너지는 우리 몸과 마음을 치유하는 데 효과적으로 작용한다. 울음치료뿐 아니라 평소에도 이 호흡법과 명상으로 수련을 하면 일상에서 지치고 힘든 몸과 마음에 안정을 줄 수 있을 것이다.

■ 온몸을 자각하며 호흡하기

먼저 방바닥이나 침대 위에 눕거나 의자에 앉아 등을 기대고 앉아 최대한 편안한 자세를 유지한다. 두 눈을 지그시 감고 누워 있는 자세에서는 두 팔을 몸 양옆에 편안하게 놓고, 앉아 있는 자세에서는 두 팔을 자연스럽게 무릎 위에 놓는다.

숨을 들이쉬거나 내쉴 때 지금 누워 있거나 앉아 있는 자신의 몸을 자각해본다. 방바닥, 침대, 의자에 닿아 있는 부분들을, 발꿈치와 다리 안쪽과 엉덩이와 등, 허리를 자각해본다. 몸과 마음을 평화롭게 한다는 기분으로 천천히 숨을 들이쉬며 배가 솟아오르는 것을 자각한 다음 그 공기가 몸속 피를 정화시켜준다는 기분으로 숨을 오래 참으며 가슴의 느낌을 자각한다. 그 후에는 몸이 아래로 깊숙이 가라앉으면서 긴장과 근심걱정이 사리지고 아무것도 남아 있지 않다고 생각하며 천천히 숨을 내쉰다. 동시에 배가 다시 꺼지는 것을 자각한다.

이렇게 몸속으로 공기가 들고 나는 것과 배가 솟아올랐다가 꺼지는 것을 5, 6번 자각하며 호흡을 의식해본다.

■ 두 발을 자각하며 호흡하기

두 발을 의식하며 숨을 들이쉬고, 두발을 편안하게 해준다고 생각하며 숨을 내쉰다. 숨을 들이쉬면서 두 발에 사랑을 보내고, 숨을 내쉬면서 두 발에 온화한 미소를 보낸다. 나에게 두 발이 있다는 것은 얼마나 고마운 일인가? 몸무게를 지탱해주고, 걷고 달리게 해주고,

운동도 할 수 있게 해주고, 춤을 출 수 있고, 운전도 할 수 있게 해주
니 얼마나 고마운가? 또 얼마나 소중한가?

내 몸 가장 밑바닥에서 묵묵히 있어준 두 발에게 고마운 마음을
보내며 천천히 호흡한다.

■ 두 다리를 자각하며 호흡하기

두 다리를 자각하며 숨을 들이쉬고, 두 다리의 세포를 편안하게
해준다는 마음으로 숨을 내쉰다. 숨을 들이쉬면서 두 다리에 사랑을
보내고 숨을 내쉬며 두 다리에 미소를 보낸다.

지금 두 다리가 나를 위해 존재하고 건강하다는 사실에 고마움을
느끼며 천천히 두 다리를 자각하며 호흡한다. 숨을 들이쉬고 내쉬면
서 두 다리에 고마움과 관심을 보낸다. 두 다리를 편안하게 해주고
바닥에 천천히 내려놓고 호흡을 천천히 하며 두 다리에 긴장이 남지
않도록 완전히 풀어준다.

■ 두 손을 자각하며 호흡하기

숨을 들이쉬면서 두 손을 자각하고, 숨을 내쉬면서 두 손에서 힘
을 완전히 뺀다. 나에게 두 손이 있다는 것이 얼마나 놀라운 사실인
지 생각하며 숨을 들이쉰다. 두 손에게 사랑의 미소를 보내며 숨을
천천히 내쉰다. 숨을 들이쉬면서 두 손에 사랑을 보내고, 숨을 참으
며 손이 있어서 내가 할 수 있는 일들에 대해 생각해본다. 글을 쓰고,

악수를 하며, 요리도 하고, 그림도 그리고, 아기를 안아주고, 악기를
연주하고, 몸을 깨끗이 씻고, 타자를 치고, 무언가를 만들 수 있고,
찻잔을 들 수 있고, 손으로 할 수 있는 무수히 많은 일들을 있는 대로
생각해본다. 숨을 천천히 내쉬며 나에게 두 손이 있다는 사실에 고마
워하며 손의 모든 세포들이 편히 쉬게 한다.

■ 두 팔을 자각하며 호흡하기

두 팔을 자각하며 숨을 천천히 들이쉬고, 두 팔의 긴장을 풀어주
며 숨을 천천히 내쉰다. 숨을 들이쉬면서 두 팔에 사랑을 보내고, 숨
을 내쉬면서 두 팔에 미소를 보낸다.

지금 나의 두 팔이 건강하다는 사실에 고마움을 보낸다. 사랑의
포옹을 할 수 있고, 매달리고, 던지고, 무수히 많은 일들을 할 수 있
게 해준 고마운 두 팔에게 감사의 마음을 보낸다. 숨을 들이쉬고 내
쉬면서 두 팔을 완전히 편안하게 해준다. 호흡을 할 때마다 두 팔에
긴장이 풀리는 것을 느끼며 자각의 힘으로 두 팔을 감싸 안으며 두
팔의 각 부위에 느껴지는 기쁨과 편안함을 음미한다.

■ 두 어깨를 자각하며 호흡하기

숨을 들이쉬면서 두 어깨를 자각해본다. 숨을 내쉬면서 두 어깨에
긴장이 완전히 풀어지도록 한다. 두 어깨에 사랑을 보내며 숨을 천천
히 들이쉬고, 두 어깨에 고마움의 미소를 보내며 숨을 천천히 내쉰다.

내가 평소에 얼마나 두 어깨에 긴장과 스트레스를 주었는지 숨을 들이쉬고 내쉬면서 생각해본다. 숨을 내쉴 때마다 긴장이 어깨에서 빠져나가게 하고, 갈수록 어깨가 편안해지는 것을 자각한다. 두 어깨에 관심과 배려를 보내면서 평소에 긴장과 스트레스를 주었던 것에 대해 미안한 마음으로 사과하며, 그러고 싶어서 그런 것이 아니란 것을 알게 해준다. 그리고 이제부터는 두 어깨가 편안해지도록 노력하면서 살아가고 싶다는 마음을 전해준다.

■ 심장을 자각하며 호흡하기

숨을 들이쉬면서 심장을 자각해본다. 숨을 내쉬면서 심장에게 미소를 보내며 편안하게 해주고, 숨을 들이쉬면서 심장에게 사랑을 보낸다. 숨을 들이쉬고 내쉬면서 심장이 지금 이 순간에도 뛰고 있다는 것에 감사의 마음을 전한다.

나의 심장은 늘 나의 생명을 유지시켜줬고, 언제나 나를 위해 내 가슴 속에 있어주었다. 잠시도 쉬지 않았다. 내가 어머니 뱃속에서 있은지 4주째 되는 날부터 지금까지 계속하여 나를 위해 박동을 멈추지 않았다. 심장은 내 삶의 모든 일을 추진할 수 있는 원동력을 주는 놀라운 존재다. 심장이야 말로 나를 오롯이 사랑하는 존재다.

숨을 깊게 들이쉬며 심장에게 감사와 사랑의 마음을 보내고, 숨을 참으며 심장에서부터 솟구치는 피가 정화되는 기분을 느끼고, 천천히 숨을 내쉬며 심장도 나를 사랑한다는 것을 느끼며 심장이 늘 제기능을 할 수 있도록 살겠노라고 다짐하며 미소를 보낸다. 숨을 들이쉬고 내쉬면서 심장이 더욱 편안해지는 것을 느껴본다. 심장의 모든 세포들이 편안함과 기쁨의 미소를 짓도록 해주며 천천히 호흡한다.

■ 위와 장을 자각하며 호흡하기

숨을 들이쉬며 위와 뱃속의 장기들에 대해 자각해보고, 숨을 내쉬며 위와 장을 편안하게 해준다. 숨을 들이쉬며 위와 장에 사랑과 감사의 마음을 보내고, 숨을 내쉬면서 온화한 미소를 보낸다.

나의 위와 장은 날마다 내가 먹는 음식을 소화시키고 분해시켜서 나에게 힘을 준다. 숨을 들이쉬면서 내 몸을 건강하게 유지시켜주는 위와 장이 얼마나 고마운 존재인지를 생각한다. 그리고 위와 장이 편안히 쉴 시간을 준다.

위와 장의 긴장이 풀려 편안해지는 것을 느끼며 천천히 숨을 들이쉰다. 위와 장에 편안한 휴식을 주며 숨을 참는다. 숨을 내쉬며 위와 장이 지금 내 몸 안에 있다는 사실에 기뻐하며 고마워한다.

■ 입을 자각하며 호흡하기

숨을 들이쉬며 입을 자각해본다. 숨을 내쉬면서 입과 주변의 근육들을 편안하게 풀어준다. 숨을 들이쉬면서 입에게 사랑을 보낸다. 숨을 내쉬면서 입에게 미소를 보낸다. 숨을 들이쉬면서 입이 내 몸에 있어서 고마운 일들에 대해 생각한다.

입이 있기에 말할 수 있고, 맛있는 음식을 먹을 수 있고, 입맞춤으로 사랑과 존경의 표현을 할 수 있고, 사랑을 속삭일 수 있다. 그렇게 입은 나를 위해 거기에 있어주었다. 숨을 내쉬며 입이 온전히 나를 위해 있어주는 것에 감사하며 기뻐한다.

■ 코를 자각하며 호흡하기

숨을 들이쉬면서 코를 자각해본다. 숨을 내쉬면서 코와 주변 모든 세포들을 편안하게 해준다. 숨을 들이쉬면서 코에게 사랑의 느낌을 전해주고, 숨을 내쉬면서 따뜻한 미소를 전해준다. 코를 통해 들어오는 공기의 느낌을 자각하며 숨을 크게 들이 마시고, 코를 통해 빠져나가는 공기의 느낌을 자각하며 숨을 내쉰다.

코에 대한 고마움을 느끼며 숨을 천천히 들이쉬며 공기의 느낌을 느껴본다. 코는 내 얼굴의 중앙에서 균형을 유지하며 내 몸에 신선한 공기를 들여보내주고, 나쁜 공기와 먼지들을 걸러주고, 냄새를 맡게 해주는 등 언제나 나를 위해 그 자리에 있어주었다. 숨을 천천히 내쉬며 코를 통해 나가는 공기의 감촉을 느끼면서 코가 온전하게 나에게 존재하는 사실에 대해 기뻐하며 감사하는 마음을 가진다.

■ 두 눈을 자각하며 호흡하기

숨을 들이 쉬면서 두 눈을 자각해본다. 숨을 내쉬면서 두 눈과 그 주위 근육들이 편안해지도록 한다. 숨을 들이쉬면서 두 눈에 사랑을 보내고, 숨을 내쉬면서 두 눈에 미소를 지어준다. 두 눈동자를 편안하게 쉬게 해준다.

숨을 들이쉬고 내쉬면서 두 눈이 얼마나 소중한지에 대해 생각한다. 사랑하는 사람의 두 눈을 쳐다보게 해주고, 밝은 아침햇살과 아름다운 석양을 볼 수 있게 해주고, 글을 읽고 쓸 수 있게 해주고, 목적지를 찾아갈 수 있게 해주고, 무수히 많은 놀랍고 기쁜 일들을 보고 경험할 수 있게 해주었다.

숨을 내쉬면서 두 눈이 나에게 온전하게 있음을 감사하며 편히 쉬게 해준다. 두 눈 주위에 아직도 긴장이 남아 있다면 두 손을 비벼서 호흡을 천천히 하면서 두 눈에 포근하게 갖다 대어 긴장을 풀어준다.

다시 한 번 호흡을 천천히 하고 두 눈에 감사하며 두 눈을 천천히 깜박거려본다.

■ 두 귀를 자각하며 호흡하기

숨을 들이쉬면서 두 귀를 자각해 본다. 숨을 내쉬면서 두 귀와 주변 모든 세포들에게 편안함을 느끼도록 해준다. 숨을 들이쉬면서 두 귀에 사랑을 보내고, 숨을 내쉬면서 두 귀에 따뜻한 미소를 보낸다.

손으로 두 귀를 어루만지면서 숨을 천천히 들이쉬며 두 귀의 소중함과 고마움을 생각한다. 두 귀는 사랑하는 사람의 속삭임을 듣게 해주고, 예쁜 아가의 옹알이를 듣게 하고, 아름다운 선율의 음악을 듣게 하고, 새소리, 물소리 등 무수히 많은 소리들을 들려주며 경이로운 경험과 추억들을 간직할 수 있게 해주었다.

천천히 숨을 내쉬며 내가 필요할 때 두 귀가 그곳에 있어주는 것에 감사하며 두 손으로 어루만져 준다.

■ 머리(뇌)를 자각하며 호흡하기

숨을 들이쉬면서 머리를 자각해본다. 숨을 내쉬면서 편안하게 머리를 쉬게 한다. 머리에게 사랑을 전하며 숨을 크게 들이쉬고, 머릿속을 맑게 해준다는 믿음으로 숨을 참는다. 머리에게 미소를 보내며 숨을 천천히 내쉰다. 숨을 들이쉬면서 지금 이 명상과 호흡을 할 수 있는 것도 머리가 있기 때문이고, 내가 느끼는 모든 감각과 감정들이 머리가 있기에 가능하고, 지금까지 감사했던 모든 신체 기관들을 머리가 느끼고 행동하도록 해주었다는 것에 유념하며 머릿속을 맑게 해준다는 생각으로 숨을 참는다. 그리고 머리가 날 위해 존재하고 있다는 사실에 감사하며 천천히 숨을 내쉰다.

■ 마무리 호흡하기

마지막으로 숨을 크게 들이쉬면서 지금 편안하게 누워 있거나 앉아 있는 자신의 온몸을 다시 한 번 자각해본다. 천천히 호흡을 반복하며 한 군데 너무 오래 머무르지는 말고 머리부터 발끝까지 자신의 온몸을 차례차례 느껴본다.

숨을 내쉬면서 자신의 온몸이 누워 있거나 앉아 있는 편안하고 느굿한 기분을 만끽한다. 숨을 들이쉬면서 몸 전체에 사랑을 보내고, 숨을 내쉬면서 몸 전체에 미소를 보낸다.

온몸의 모든 세포들이 편안하게 휴식하며 기쁨의 미소를 짓고 있는 것을 느껴본다. 온몸의 모든 기관들과 세포들에게 고마움을 느껴본다.

호흡을 할 때마다 배가 솟아오르고 꺼지는 것을 느끼며 천천히 호흡한다. 이 호흡을 하면서 혹시 병이 들었거나 몹시 불편하거나 아픈 부위가 있으면 그 부위를 자각하고 거기에 더욱더 많은 사랑을 보내고, 그에 대한 미안함과 사과의 마음을 보낸다. 숨을 들이쉬면서 그 부위를 편안하게 해주고, 숨을 내쉬면서 지극한 사랑과 배려의 마음으로 미소를 보낸다. 그러면서 내 몸에는 아직 건강하고 튼튼한 곳이 더 많다는 사실을 깨달으며 감사한다. 건강하고 튼튼한 부위들이 그 힘과 에너지를 병든 곳이나 아픈 곳에 보내 줄 수 있도록 한다. 그 힘과 에너지와 사랑이 전해지는 것을 오롯이 느껴본다.

숨을 들이쉬면서 내 몸을 스스로 치유할 능력이 있다고 믿고, 숨을 내쉬면서 아직도 마음속에 남아있는 근심과 불안, 고통과 슬픔을 함께 내보내도록 한다. 숨을 들이쉬고 내쉬면서 온전하지 못한 부위에 사랑과 미소로 자신감을 보태주도록 한다.

이 호흡을 끝낼 때에는 천천히 기지개를 켜고 눈을 뜬다. 그리고 천천히 차분하게 몸을 일으킨다.

그동안 몸 안에서 일어난 자각의 에너지와 차분해진 마음을 유지하며 울음치료 다음 단계로 넘어간다. 만약 평소에 몸의 긴장을 완화하기 위해 이 방법으로 호흡하였다면 오랫동안 유지하도록 노력한다.

③ '또 다른 나' 찾기

이제부터는 본격적으로 숨겨진 상처를 발견하기 위해 상처받은 '또 다른 나'를 찾아서 여행길에 오르는 시간이다. 이때 서정적이고 잔잔한 음악을 들으며 인생 곡선을 그려보도록 한다. 가급적이면 갓난아이 시절부터 지금까지 당신의 각 연령기 모습이 담겨 있는 사진첩을 준비하여 조용히 보는 시간을 가진다. 이는 정신분석학에서 '퇴행' 이라는 용어로 불리는데 현재의 나에서 과거의 나로 돌아가는 것을 말한다.

자신의 사진을 바라보며 살아오면서 각 연령기마다 가장 행복했던 기억과 힘들고 슬펐던 기억을 떠올린다. 자신의 사진이 없으면 전혀 모르는 제3자의 사진을 바라봐도 좋다.

사람들은 꺼내기 싫은 상처를 누구나 마음속에 가지고 있다. 하지만 사람들은 아픈 기억은 묻어두고 나머지 부분만 가지고 살아가려고 한다. 때로는 상처가 아주 충격적인 사건이었을 경우 애써 다가서려고 하지 않는 경향이 있다. 이 경우 심하면 정신분석학에서 말하는 '해리' 라는 방어 기제가 작용하는데, 자신과의 연결이 끊어지는 것을 말한다. 텔레비전 드라마를 예로 들어보자. 어린 시절 자신이 떨어뜨린 장난감을 주우러 나갔다가 차에 치여 사망한 아버지에 대한 기억을 전혀 못하는 한 주인공이 있다. 그는 기억하면 너무 고통스럽고 자기 때문에 아버지가 죽었다는 죄책감 때문에 그때 경험과 기억 세포 사이의 통로를 스스로 차단했다. 기억하지 않음으로써 자신을 지키려는 방어 기제, 이것이 '해리'이다.

반면, 안전한 환경 속에서 이 충격적인 사건에 다가서서 상처를 극복하고 치유하는 것이 울음치료이다. 그런 이유로 몰입의 과정에 오기까지 서서히 앞 단계를 거치는 것이다. 몸과 마음의 긴장을 풀며 호흡하고, 행복했던 순간을 먼저 떠올리게 하는 이유도 상처를 감추고 숨으려는 심리 때문이다.

사진을 보면서 충분히 각 연령기의 감정을 느꼈다고 판단되면 이제 시간 여행을 떠날 시간이다. 앞에서 소개한 울음치료 호흡법을 실시하며 묵상을 시작하자. 묵상을 하면서 어떤 감정에 북받쳐 왈칵 울음이 터지면 참지 말고 대성통곡해야 한다.

■ 또 다른 나를 찾아 떠나는 묵상

'또 다른 나'를 찾아 떠나는 묵상은 기억을 전혀 할 수 없는 신생아기로부터 유아기, 유년기, 초등학령기, 청소년기, 성인기 순으로 각 성장 단계별로 기억을 찾아 상처를 발견해내고 치유하는 작업이다. 각 단계별로 상상 또는 기억을 하며 파트너(텔레)와 함께 상처를 발견하고 치유하는 과정을 거쳐서 다음 단계로 넘어간다.

■ 모든 단계의 도입부 공통 묵상

마음을 차분히 가라앉히고 조금 전에 느꼈던 당신의 몸과 주위에 있는 것들을 느껴봅니다.

숨을 천천히 길게 들이마십니다.

이때 들이마시는 숨을 통해 몸에 좋은 에너지가 쌓인다는 기분으로 아주 천천히 콧속으로 들어오는 공기의 감촉을 느낍니다.

몸속으로 들어온 공기가 머릿속과 피를 맑게 정화시켜줄 수 있도록 오랫동안 숨을 참아봅니다.

당신의 머릿속과 피를 정화해주고 온몸의 나쁜 기운들을 씻어낸 공기가 몸 밖으로 나가는 느낌을 느끼며 천천히 숨을 내쉽니다.

같은 방법으로 5번 정도 천천히 호흡합니다.

자, 다시 한 번 숨을 천천히 들이쉬고 호흡을 참은 뒤 천천히 내쉽니다.

지금부터 '또 다른 나'를 만나기 위해 마음의 준비를 합니다.

먼저 당신의 몸을 하나하나 느껴봅니다.

머리에서부터 발끝까지 한 군데에 너무 오래 머무르지 말고 느껴봅니다.

다시 숨을 크게 들이마시고 숨을 참은 후 천천히 내쉽니다.

이제 당신의 몸을 시간과 공간 속에 놓아둡니다.

그리고 당신 주변에 있는 것들을 알아차리도록 합니다.

지금 주변에서 들리는 소리들을 느껴보십시오.

지금 앉아 있는 방 안의 공기를 느껴봅니다.

다시 한 번 당신의 호흡을 느끼면서 천천히 숨을 들이쉬고 참았다가 내쉽니다.

혹시 지금 당신의 생각이 방해를 받고 있다고 해도 실망할 필요는 없습니다.

그냥 스쳐 지나가도록 내버려두고 지금 들려오는 물소리에 집중하며 숨을 크게 들이쉬고 참았다가 내쉬는 과정을 반복하십시오.

계속해서 호흡하는 동안 당신의 의식을 잡고 있을 수도 있고 놓아둘 수도 있게 됩니다.

마치 당신이 이 세상에 처음 태어나서 숨을 들이쉬고 내쉬며 균형을 잡는 것을 스스로 배웠듯이 말입니다.

다시 한 번 당신이 들이쉬는 공기로 몸이 공중에 떠오를 것 같은 믿음으로 숨을 깊게 들이쉽니다.

그리고 당신의 몸속이 깨끗이 정화될 수 있도록 숨을 오랫동안 참습니다.

이제 몸 밖으로 빠져나가는 공기를 느끼면서 천천히 숨을 내쉽니다.

자, 지금쯤이면 당신의 눈꺼풀이 무겁고, 입도 무겁고, 손과 발도 무거워서 전혀 움직일 수 없다는 느낌이 들 수도 있습니다.

아니면 반대로 온몸이 마치 떠오르는 것처럼 느껴지며 당신의 손과 발이 새의 날개처럼 가볍게 느껴질 수도 있습니다.

당신이 무엇을 느끼든지 그것은 당신에게 가장 좋은 상태입니다.

이제 당신은 과거의 어떤 기억 속으로 되돌아갈 준비가 되었습니다.

저를 따라 오십시오.

숨을 크게 들이쉬고 그 숨을 오래 잡아두고 참아봅니다.

그리고 천천히 내쉽니다.

자, 그럼 종소리와 함께 과거 어느 시점으로 떠나봅니다.

(음향 : 은은한 종소리)

당신이 처음 학교에 들어가던 날을 기억해보십시오.

그때 당신과 짝꿍이었던 친구들, 그 당시 선생님, 같은 반 친구들,

당신이 가던 등굣길, 학교 앞 문방구 아저씨, 당신이 학교에 입학하

던 당시 살던 집은 어떻게 생겼나요? 단독 주택이었는지, 아파트였

는지, 도시에 살았는지, 시골에 살았는지, 모든 것을 기억나는 대로

다 기억해보십시오.

이제 당신 집안의 모든 것들을 기억해보십시오.

방은 몇 개나 있었는지, 주로 당신은 어디에서 시간을 보냈는지,

특별한 장소가 있었습니까?

식탁은 어디에 있었나요?

저녁 식탁에 둘러앉은 사람은 누가 있나요?

식탁에 앉아 있는 느낌은 어떤가요?

또한 그 집에 살고 있는 느낌은 어떤가요?

■ 영아기 묵상

(음향 : 은은한 종소리)

숨을 천천히 들이쉬고 참았다가 내쉽니다.

자, 이제 당신이 태어나던 때로 돌아갑니다.

당신이 이 세상에 태어날 때

기억은 나지 않겠지만 가족들이 살던 집을 한 번 상상하며 느껴보
십시오.

당신이 잠들던 방의 분위기도 상상해보십시오.

당신은 지금 갓난아이의 모습입니다.

갓난아이인 당신의 모습을 상상해보십시오.

얼마나 예쁜 아기의 모습인지 느껴보십시오.

당신이 울고, 웃고, 옹알이 하던 모습과 목소리도 느껴보십시오.

그 느낌으로 아기의 몸짓과 옹알이를 해봅니다.

다시 한 번 숨을 크게 들이쉬고 참고 천천히 내쉽니다.

당신이 갓난아기가 되어 모든 것을 다 보고 느끼고 있다고 상상해
보십시오.

누가 보이나요?

어머니? 아버지?

또 누가 보이나요?

이 사람들에게서 태어난 것이 어떤 기분으로 느껴지나요?

지금 느껴지는 기분과 감정을 그대로 갓난아기의 몸짓과 언어로 표

현해보십시오.

다시 갓난아이의 입장에서 다음 말을 귀 기울여 들어보십시오.

이 세상에 온 너를 환영한다.

너를 오랫동안 기다렸단다.

네가 이 세상에 태어난 것만으로도 매우 행복하고 기쁘단다.

너를 위해 아주 특별한 곳을 마련해 놓았단다.

네 모습 그대로를 사랑한다.

네가 남자아이라서 정말 좋구나.

네가 여자아이라서 정말 좋구나.

어떤 일이 있어도 널 떠나지 않을 거야.

네가 갖고 싶은 것, 네가 필요로 하는 것은 무엇이든 언제든지 다 줄 거야.

널 보살펴 줄 준비가 다 되어 있단다.

널 먹이고, 입히고, 목욕시켜줄 거란다.

너와 함께 하는 시간들이 참 행복하다.

넌 아주 특별한 아이란다.

이 세상에 너와 같은 아이는 없단다.

네가 태어났을 때 이 세상 모두가 기뻐했단다.

이런 말을 들을 때 느껴지는 감정이 무엇이든 그대로 느껴보십시오.

그리고 느끼는 그대로 표현해보십시오.

당신을 반응하게 한 구절이 어떤 것이었는지 다시 한 번 더듬어보십시오.

그것에 주목하십시오.

그 말들에 반응하며 충분히 느껴보시기 바랍니다.

그 반응이 분노라면 그냥 화가 나는 대로 느끼면 됩니다.

'내가 이 세상에 태어날 때 날 원하는 사람은 하나도 없었어!' 라고 느껴지고 화가 난다면 그대로 느껴보십시오.

그리고 그대로 표현해봅니다.

소리를 지르고 싶다면 소리를 지르고, 울고 싶으면 울면 됩니다.

이제 당신은 어른인 지금의 자신으로 돌아갑니다.

소중하고 작고 어린 당신의 모습을 보십시오.

그리고 그 아이가 느꼈던 감정과 상처를 기억하십시오.

지금 당신이 같이 슬퍼하고 달래줘야 할 '또 다른 나'로서 당신의 모습입니다.

이제 그 방에서 걸어 나와 지금 당신으로 돌아옵니다.

자연스럽게 의식을 되찾기 바랍니다.

그리고 천천히 눈을 뜨십시오.

갓난아이 시절의 묵상을 마치고 조용히 앉아 방금 경험한 것을 기억하게끔 시간을 가진다. 그리고 그 생각이나 느낌을 적어보든가, 파트너(텔레)와 함께 나누는 것도 좋다. 그 다음은 유아기, 학령기, 청소년기 순으로 지금에 이르기까지 기억을 더듬어 내면에 숨어 있는 상처받은 자아인 '또 다른 나'를 계속해서 단계별로 만나도록 한다. 그렇게 상처받은 '또 다른 나'는 지금 자신에게 어떤 형태로 영향을 미쳤는지 서로 나누고 느끼도록 한다. 예를 들면. 과거에 받은 학대나 상처로 왜곡, 편견, 공격성, 소심함, 게으름 등 인생의 발목을 잡는 나쁜 습관이나 성격이 만들어지지 않았는지 알아차리도록 한다.

계속해서 다음 단계 묵상을 소개한다.

■ 유아기 묵상

(음향 : 은은한 종소리)

당신은 그 집 밖을 걷고 있다고 상상하십시오.

무언가 놀이에 열중하고 있는 꼬마아이를 발견했습니다.

그 아이의 모습을 자세히 관찰해보십시오.

아이의 눈동자,

코, 입, 얼굴 표정,

아이가 입고 있는 옷,

신고 있는 신발,

그 아이에게 말을 건네보십시오.

무슨 말이든 유아 시절 당신에게 하고 싶은 말을 건네보십시오.

자. 이제 당신이 그 아이가 하던 놀이를 하면서 그 아이가 되어봄

니다.

이렇게 작은 꼬마아이가 되어보는 느낌은 어떤가요?

꼬마아이의 생각과 입장으로 어른인 당신의 모습을 바라보십시오.

아주 친절하고 자상한 당신의 보호자라고 생각하십시오

당신이 어른인 자신을 안고 싶으면 그렇게 하십시오.

지금 옆에 있는 사람이 '또 다른 나'라고 상상하며 서로 안아주셔도 좋습니다.

어른인 자신을 포옹함으로써 다시 어른이 된 것 같은 느낌을 가져 보십시오.

그리고 다시 꼬마인 당신의 '또 다른 나'를 안아주십시오.

아무런 근심도 없고, 모험심 많고, 호기심 많은 당신 자신의 또 한 부분을 사랑하겠다고 약속해주십시오.

먼저 그 아이의 이름을 사랑이 듬뿍 담긴 목소리로 불러보십시오.

그리고 이렇게 말해주십시오.

넌 호기심이 많지?

그건 아주 자연스러운 일이야.

새로운 것을 가지고 싶고, 만지고 싶고, 맛보고 싶은 것은 너무도 당연한 일이란다.

네가 해보고 싶은 대로 뭐든 다 해보렴.

네가 뭐든지 하고 싶은 대로 할 수 있도록 안전한 환경을 만들어줄게.

다시 한 번 당신의 이름을 사랑스럽게 불러봅니다.

너의 모습 그대로 너를 사랑해

네가 싫다는 말을 해도 괜찮아.

네가 네 자신이 되고 싶어 하는 게 무척 기쁘단다.

우리 둘 다 화가 날 수도 있지만, 이건 지극히 당연한 일이란다.

우리는 그 문제를 해결하려고 함께 노력할 거야.

넌 언제나 너 자신의 모습을 가질 수 있고, 내가 언제나 널 위해서 있다는 것을 믿어주길 바래.

말을 배우고, 걷는 방법을 배우는 네 모습을 지켜보는 게 얼마나 좋은지,

네가 독립하려고 하고, 쑥쑥 자라는 모습을 지켜보는 게 얼마나 행복한지 모를 거야.

널 사랑해.

넌 정말로 소중한 존재야.

당신은 이제 막 당신의 유아기 시절 꼬마인 '또 다른 나'를 만나고 치유했습니다.

마치 고향집에 돌아온 것 같은 그런 편안함을 느껴보십시오.

당신의 꼬마 '또 다른 나'는 사랑과 보살핌을 받고, 다시는 혼자 있지 않을 것입니다.

이제 그 집을 떠납니다.

당신의 기억을 다시 떠올려보십시오.

당신은 지금 당신이 다니던 초등학교 운동장을 거닐고 있습니다.

운동장을 둘러보십시오.

그네도 보이고, 철봉도 보이고, 운동장을 뛰어다니는 친구들도 보입니다.

이제 사춘기 때 당신이 좋아했던 곳을 지나고 있습니다.

그리고 2년 전, 1년 전, 한 달 전, 일주일 전 기억까지 떠올립니다.

자, 이제 지금 여기에 있는 당신의 모습을 느껴봅니다.

호흡을 느끼면서 천천히 숨을 들이쉬고 참았다가 내쉽니다.

발끝의 감촉을 느껴봅니다.

발가락을 꼼지락거려보십시오.

그것들을 만져보십시오.

이제 다리를 통하여 올라오는 에너지를 느껴보십시오.

다시 한 번 호흡을 느끼면서 깊은 숨을 들이쉬고 참았다가 내쉬면서 가슴에 느껴지는 에너지를 느껴보십시오.

손가락과 팔에 느껴지는 에너지를 느껴보십시오.

어깨와 목, 그리고 턱에서 오는 힘을 느껴보십시오.

팔을 쭉 뻗어보고

얼굴을 느껴보면서

자신의 존재 전체를 충분히 자각하면서 평상시의 의식을 찾습니다.

그리고 천천히 눈을 뜨십시오.

■ 학령 전(유치원) 시기 도입부 묵상

이제 다섯째 날 당신의 '또 다른 나'를 바라봅니다.

그 아이가 집 밖으로 걸어나가 뒤뜰에 앉아 있는 모습을 바라본다는 상상을 하십시오.

아이에게 걸어가 꼬마아이 당신의 이름을 부르며 사랑을 가득 담아 다정하게 인사하십시오.

그 아이는 무슨 옷을 입고 있나요?

그 아이는 어떤 장난감을 가지고 있나요?

아이에게 가장 좋아하는 장난감이 무엇인지 물어보십시오.

강아지나 다른 애완동물을 좋아하는지도 물어보십시오.

그 아이에게 당신은 미래에서 온 먼 훗날 너의 모습이며, 필요할 때마다 언제든지 곁에 있어주기 위해서 왔노라고 말해주십시오.

자, 이제 당신은 5살 유치원 시기 꼬마아이가 되어봅니다.

그 느낌을 충분히 느껴보시기 바랍니다.

자, 이제는 옆에 있는 사람이 자신의 '또 다른 나'라는 상상을 하면서 서로 안아주십시오.

그리고 당신이 어린 시절 부모님에게 듣고 싶었던 이야기를 들려주십시오.

어른인 당신이 하는 말을 어린 당신이 듣고 있다는 상상을 하면서 자신의 이름에 사랑을 듬뿍 담아 불러주십시오.

나는 네가 자라는 모습을 지켜보는 게 무척 행복하단다.

네가 너의 능력을 시험해보고, 그 한계를 발견할 수 있도록 너를 위해 함께 있어 줄게.

네가 자신에 대해 생각하는 것은 지극히 당연한 일이란다.

너 자신의 느낌에 대해 많은 생각을 하고, 네가 생각하는 것에 대해 느껴보는 것은 아주 자연스럽고 당연한 일이란다.

나는 활기찬 네 모습을 바라보는 것이 정말 행복하다.

네가 남자 아이와 여자 아이가 어떻게 다른지 생각하고 알고자 하는 것은 아주 자연스런 일이야.

내가 네 자신이 누구인지 알 수 있도록 도와줄게.

나는 너의 있는 그대로 모습을 사랑한단다.

자신의 이름 앞에 '나의 작고 소중한 누구야' 하고 불러보십시오.

네가 다른 사람과 달라도 괜찮아.

너 자신의 관점을 갖는 것은 아주 소중한 일이야.

꿈이 현실이 될까봐 두려워하지 말고 마음껏 상상하고 즐겨보렴.

내가 너에게 상상과 현실을 구분하는 방법을 가르쳐줄게.

자, 자신의 성별에 맞게 말해줍니다.

나는 네가 남자(여자)아이라서 무척 기쁘구나.

네가 커서도 우는 건 괜찮아.

울고 싶을 때 우는 건 창피한 일이 절대로 아니야.

네가 한 행동의 결과에 대해서 아는 것은 너에게 아주 중요하고 좋은 일이야.

네가 원하는 것을 당당하게 요구하렴.

혼동되고 궁금한 것은 언제든지 물어보렴.

부모의 결혼생활에 대해서는 너에게 아무런 책임도 없어.

네가 아버지를 책임지지 않아도 돼.

네가 어머니를 돌볼 필요도 없어.

가족 문제에 대해 네가 책임질 일은 아무것도 없어.

부모님의 이혼에 대해서도 네가 책임지지 않아도 돼.

네 자신이 있는 그대로 사는 것은 아주 당연하고 좋은 일이야.

이제 앉아서 자세를 바로 하십시오.

그리고 다시 아이의 입장에서 아이가 느끼는 것을 오롯이 느껴보십시오.

이제 다시 천천히 어른인 당신의 입장으로 돌아가서

아이에게 말해주십시오.

당신이 지금 그 아이와 같이 있고 그 아이에게 많은 것을 이야기해 줄 거라고 말해 주십시오.

그 아이는 절대로 당신을 잃어버리지 않을 것이고, 당신이 결코 그 아이를 떠나지 않을 것이라고 말해주십시오.

이제 아이에게 작별인사를 하고 천천히 기억의 선을 따라 돌아옵니다.

당신이 좋아하던 아지트를 지나고

학교 운동장을 지나서

현실로 돌아오는 자신을 느껴보십시오.

발끝의 감각을 느껴보고, 발가락을 움직여봅니다.

당신의 온몸을 머리끝부터 발끝까지 느껴보십시오.

한 군데 너무 오래 머무르지 말고 온몸을 느끼면서 감도는 에너지
를 느껴보십시오.

호흡을 느끼면서 숨을 들이쉬고, 참고, 내쉬면서 다시 한 번 당신
주변을 느껴보십시오.

자. 이제 천천히 눈을 뜨시고 지금 경험했던 것들은 조용히 느껴보
시기 바랍니다.

■ 학령기(초등학교 시기) 도입부 공통 묵상

(음향 : 은은한 종소리)

처음 당신이 학교에 가던 날을 기억해봅니다.

그때 당신의 가족은 어떤 분위기였습니까?

입학 첫날에 기억은 어떻습니까?

입학 첫날 당신의 선생님은 첫 인상이 어떠했습니까?

입학식날 풍경의 기억을 더듬어 상상해보십시오.

매 학년마다 첫날 기분을 떠올려보십시오.

그 기분은 어떤 것이었는지 기억하십니까?

도시락은 싸가지고 다녔습니까?

학교 가방은 어떤 것이었나요?

학교는 어떻게 갔습니까?

학교에 가는 길은 어떻게 생겼습니까?

학교 앞 문구점 주인 아저씨의 모습은 떠오르시나요?

혹시 학교에 가는 일이 무섭고 끔찍했나요?

그곳에 당신을 괴롭히는 불량배들이 혹시 있었나요?

가장 기억에 남는 선생님은 누구신가요?

왜 기억에 남는지요?

그 선생님은 남자인가요, 여자인가요?

학교 운동장을 기억해보십시오.

운동장에서 뛰어노는 당신이 보이십니까?

그 아이는 무엇을 하고 있나요?

어떤 옷을 입고 있나요?

그 아이에게 걸어가보십시오.

그리고 서서히 그 아이가 되어간다고 상상하십시오.

이제 당신은 학교에 다니는 아이가 되었습니다.

그리고 그 아이는 어른인 당신을 바라보고 있습니다.

그 아의 눈에 비친 당신은 아주 현명하고 자상하며 온화한 천사로
느껴집니다.

자, 그럼 여기서 어른인 당신이 들려주는 목소리를 들어보십시오.

아주 포근하고 다정한 목소리로 당신에게 이야기하고 있습니다.

학교에 들어간 아주 작고 소중한 '또 다른 나'야.

넌 학교에서도 너의 모습 그대로란다.

너 스스로가 자신을 사랑하고 네 편이 되어주렴.

나도 널 도와 줄 거야.

네가 하고 싶은 데로 하는 것을 배우는 것은 아주 중요하고 좋은 일
이란다.

뭔가를 하기 전에 먼저 생각을 하고 난 다음에 행동하는 것은 좋은
것이란다.

너의 판단을 믿어보렴.

그리고 네가 판단하고 행동한 것에 대한 결과를 받아들일 수 있어
야 해.

네가 원하는 것을 할 수 있고 때로는 다른 사람과 의견이 다를 수도
있을 거야.

하지만 괜찮단다.

너는 너이기에 다른 사람이 너와 같은 생각을 하지 않는 것도 당연
한 것이란다.

난 너의 모습 그대로를 사랑한단다.

너의 느낌들을 믿어보렴.

혹시라도 무섭고 두려우면 내게 말해줘.

무서움이란 아주 당연한 감정이지.

우리는 그것에 대하여 서로 이야기 할 수 있단다.

넌 친구들을 선택할 수 있단다.

다른 아이들과 같은 스타일의 옷을 입을 수도 있고, 너만의 독특한 스타일의 옷을 입어도 괜찮단다.

넌 네가 원하는 걸 무엇이든 얻을 수 있고 누릴 자격이 있단다.

무슨 일이 있어도 난 반드시 너와 같이 있을 거야.

사랑하는 나의 '또 다른 나' 야!

지금 이 말을 어린 당신의 입장에서 느껴지는 그대로 느껴봅니다.

그리고 당신의 인자하고 온화한 천사에게 작별인사를 하십시오.

옆 사람이 당신의 온화한 천사라고 상상하며 안아주십시오.

자, 이제 천천히 어른인 당신의 모습으로 돌아옵니다.

그리고 당신의 '또 다른 나'에게 이제부터 늘 함께 하겠다고 약속하십시오.

언제나 당신을 믿으라고 말해주십시오.

자, 이제 시간이 흘러갑니다.

호흡을 느끼면서 천천히 들이쉬고 참았다가 내쉽니다.

당신의 사춘기 시절을 바라봅니다.

그 시절 가장 친했던 친구의 얼굴을 바라봅니다.

그 시절 가장 좋아하던 노래를 떠올려봅니다.

그 노래를 들어봅니다.

이제 당신의 청년기로 들어갑니다.

다시 한 번 숨을 크게 들이쉬고 참았다가 천천히 내쉽니다.

이제 지금 당신이 살고 있는 집이 보입니다.

다시 한 번 호흡을 느끼면서 숨을 크게 들이쉬고 참았다가 천천히 내쉽니다.

이 자리에 있는 당신을 느껴보십시오.

발가락을 움직여 보십시오.

호흡을 느끼면서 숨을 크게 들이쉽니다.

숨을 참았다가 천천히 내쉬면서 소리를 내봅니다.

손가락을 움직여보고 팔도 한 번 움직여봅니다.

당신의 몸을 충분히 느끼면서 주위 공기도 느껴봅니다.

천천히 눈을 뜨십시오.

■ 청소년기, 청년기, 성년기 도입부 공통 묵상

(음향 : 은은한 종소리)

당신은 지금 당신이 다니던 초등학교 운동장을 지나고 있습니다.

그리고 당신이 가장 많이 생각하고 반항했던 청소년기 시절 당신의 모습을 바라봅니다.

청소년의 모습으로 있는 당신의 '또 다른 나'를 가만히 안아주십시오.

그리고 그가 겪은 일이 무엇인지 당신은 다 알고 있다고 말해주십시오.

그의 상처를 진정으로 슬퍼하며 같이 나누어주십시오.

그리고 말해주십시오.

이제부터는 혼자가 아니라 당신이 함께한다는 것을,

당신과 청소년기의 '또 다른 나'는 지금 나란히 서 있습니다.

이제 청소년기에 당신에게 상처를 주었던 사람과 마주 서 있습니다.

당신과 '또 다른 나'는 그에게 작별 인사를 합니다.

나에게 상처를 주었던 것에 용서를 한다고 말합니다.

이제 청소년 시절 당신이 살던 집 앞에 당신과 또 다른 내가 서 있습니다.

당신의 부모님이 보입니다.

그들에게 인사하십시오.

그들을 상처받은 사람으로 바라봅니다.

그들에게 받은 상처도 있지만 당신 역시 그들에게 상처를 주었습니다.

그들이 당신을 버린 것에 대해 용서하십시오.

그들이 당신을 위해 최선을 다 하였다는 것을 알고 있다고 말해주십시오.

당신의 형제들도 보이는군요.

그들에게도 용서를 구하십시오.

당신이 만났던 모든 사람들이 보입니다.

그들과 주고받았던 모든 상처들을 용서하고 이해한다고 말해주십시오.

이제 그곳에서 걸어나오십시오.

당신의 어깨너머로 계속 그들을 바라보십시오.

그들의 모습이 서서히 작아지고 있습니다.

그들이 모습이 완전히 점이 되어 사라질 때까지 바라보십시오.

이제 당신의 앞을 바라볼 때입니다.

(음향 : 은은한 종소리)

호흡을 느끼면서 숨을 크게 들이쉬고 참았다가 천천히 내쉽니다.

이제 당신은 성장했고 당신을 기다리는 애인, 배우자, 친구의 얼굴을 바라봅니다.

그리고 그동안 살면서 수없이 만났던 사람들을 바라봅니다.

어떤 아픔이 있었는지 떠올리며 그 일을 가만히 바라봅니다.

그리고 마음껏 슬퍼하십시오.

진정으로 슬퍼하고 용서하고 화해하십시오.

다시 한 번 숨을 크게 들이쉬고 참았다가 내쉽니다.

그리고 지금의 당신을 느껴봅니다.

호흡을 느끼면서 다시 한 번 숨을 크게 들이쉬고 참았다가 내쉬면서 지금의 당신을 자각하면서 천천히 눈을 뜹니다.

④ 상처 씻기

상처받은 '또 다른 나'를 찾아 상처의 원인을 알아내고 충분히 슬퍼하는 시간을 가지고 난 후에는 상처를 씻고 용서와 화해의 시간을 가져야 한다. '또 다른 나'를 찾는 동안에도 울음이 나오긴 했지만, 본격적으로 마음껏 우는 것은 이제부터이다.

상처를 씻어내는 과정은 다음과 같은 순서로 진행한다.

첫째, 그동안 내 인생에 발목을 잡았던 감정을 적어본다. 백지 위에 '또 다른 나'가 느꼈던 상처받은 감정들을 요약해서 적어본다. 예를 들면, 게으름, 두려움, 소심함, 편견, 분노, 죄책감 등이다.

둘째, 유언장을 미리 작성해본다.

셋째, 작성한 것들을 묵상해본다.

■ 상처를 씻기 위한 묵상

마음을 차분히 가라앉히고 크게 호흡을 합니다.

그리고 당신의 몸이 아주 편안한 곳에 머무르고 있다고 상상합니다.

다시 한 번 당신의 모든 의식을 시간과 공간 속에 놓아둡니다.

숨을 천천히 들이마시며 아랫배까지 공기가 꽉 들어차는 것을 느껴봅니다.

그리고 그 숨을 참으면서 당신의 온몸에서 힘을 느껴보십시오.

참았던 숨을 내쉬면서 당신의 의식을 놓아봅니다.

다시 한 번 당신은 나와 함께 여행을 떠나봅니다.

'또 다른 나'를 찾아서 떠났던 그 길을 다시 한 번 돌아보겠습니다.

숨을 크게 들이쉬고 참았다가 내쉽니다.

그리고 기억의 뒤안길을 걸어보십시오.

당신은 초등학교를 지나 십대를 거쳐 청년기를 지나고 있습니다.

그리고 지금 당신이 있는 곳까지 걸어갑니다.

당신의 발가락을 느껴보세요.

그리고 그것을 움직여봅니다.

당신의 발가락 끝에 닿아 있는 양말의 감촉을 느껴봅니다.

당신의 발끝에서부터 올라오는 힘을 느껴보십시오.

깊게 숨을 들이쉬면서 당신의 가슴에서 힘을 느끼며 숨을 참아봅니다.

참았던 숨을 내쉬면서 당신의 머릿속을 비워냅니다.

그리고 지난 시간 살아오면서 가장 미안했던 일을 떠올려봅니다.

가장 슬펐던 일을 떠올려봅니다.

미처 용서받지 못했던 일을 떠올려봅니다.

용서하지 못하고 복수심을 불태웠던 일을 떠올려봅니다.

(음향 : 은은한 종소리)

이제 당신은 어느 작은 장례식장에 있다고 상상하십시오.

그리고 장례식장 한 구석에 놓여 있는 관속에 누워 있는 당신의 모
습을 바라보고 있다고 상상하십시오.

그렇습니다.

당신은 죽어 있고 지금 당신은 혼령이 되어 당신의 장례식에 와 있습니다.

다시 한 번 관속에 있는 당신의 모습을 바라보십시오.

특히 얼굴 표정을 주의 깊게 바라보십시오.

그 표정은 당신이 살아온 날들을 어떻게 표현하고 있나요?

시신의 표정이 지나온 세월에 대해 뭐라 말하고 있나요?

삶의 고통에 찌들어 일그러져 있는 표정인가요?

아니면 후회 없이 살다가 편안한 안식을 취하고 있는 표정인가요?

죽어 있는 당신의 시신을 바라보는 당신의 느낌은 어떻습니까?

시선을 돌려서 장례식장에 모인 사람들을 하나하나 둘러보십시오.

그들은 당신을 어떻게 말하고 있습니까?

다시 한 번 그들을 한 사람씩 만나보십시오.

그들이 말하는 당신에 대한 느낌들을 살펴보십시오.

그들의 말들과 느낌들 중에서 어떤 것을 공감하고 어떤 것을 받아들일 수 없습니까?

그들을 한 사람씩 모두 찾아다니면서 마지막 작별인사를 하십시오.

미안했던 사람에게는 미안하다고 사과를 하고,

용서받지 못한 사람에게는 용서를 빌고,

용서하지 못하고 복수심을 불태웠던 사람에게는 용서한다 말하고,

마지막 인사를 나누십시오.

아! 하지만 그들은 당신의 말을 알아들을 수가 없군요.

그래도 하십시오.

이렇게 알아듣지도 못하는 사람에게 마지막 인사를 하는 당신은 어떤 느낌인가요?

이럴 줄 알았으면 살아 있을 때 모든 것을 풀고 한으로 맺지 말 걸 하는 후회가 듭니까?

이렇게 갑자기 죽음이 찾아 올 줄 알았더라면 좀 더 잘해주고 잘 살았을 텐데 하는 후회가 듭니까?

당신의 몸은 죽어서 관속에 누워있고 당신은 혼령입니다.

혼령의 입장에서 당신이 지나온 삶의 뒤안길을 걸어보시기 바랍니다.

무엇 때문에 그토록 상처를 받고 상처를 주고 살아왔는지,

왜 그토록 미워하며 증오하며 옹졸하게 살아왔는지 생각해보십시오.

이제 사람들이 당신의 시신을 운구하고 있습니다.

당신의 가족들이 슬프게 오열하며 그 뒤를 따르고 있고, 당신은 그 모습을 바라보고 있다고 상상하십시오.

당신의 운구를 바라보는 느낌은 어떻습니까?

당신의 시신이 땅속에 묻히고 있는 모습을 바라보는 느낌은 어떻습니까?

당신의 무덤이 완성되고 이제 그곳에 모인 사람들이 자리를 떠나고 있습니다.

당신은 무덤에 서서 떠나는 그들의 뒷모습을 바라보고 있습니다.

그 기분은 어떻습니까?

아직도 당신 삶에 발목을 잡던 그것들에 대해 용서와 화해를 할 생각은 없으신지요?

이제 당신 무덤 앞에서 지난날의 아픔과 상처에 대해 용서와 화해를 못한 회한을 안고 실컷 목 놓아 울어보시기 바랍니다.

(참가자들이 모두 스스로 울음을 그칠 때까지 기다리며 절대로 중간에 울음을 제지시켜서는 안 된다.)

숨을 크게 들이쉬고 당신의 가슴에서 힘을 느끼며 숨을 참습니다.

참았던 숨을 길게 내쉬며 이제 다시 살아 숨 쉬는 지금의 당신 모습을 느껴보시기 바랍니다.

지금 당신을 기다리는 당신의 가족, 애인, 친구들의 모습을 바라보십시오.

당신을 지지하는 사람들을 바라봅니다.

만약 당신에게 치료사가 있다면 그 치료사를 바라봅니다.

당신이 믿고 있는 종교가 있다면 그 종교의 절대자를 바라봅니다.

그들 모두를 안아보십시오.

이제 당신은 그들의 지지와 격려를 느낄 수 있습니다.

다시 한 번 숨을 크게 깊게 들이쉬고 당신의 온몸을 느끼면서 숨을 참았다가 내쉬면서 소리를 내어보십시오.

⑤ 울음의 마무리(희망의 자아 발견)

울음치료에 우는 일 못지않게 중요한 것이 마무리 단계다. 마무리가 잘못되면 오히려 가슴속에 묻어두고 살았던 억눌린 자아인 '또 다른 나'를 찾아내어 다시 그것에 발목이 잡히는 경우를 만들 수 있기 때문이다. 단순히 우는 일만 가지고는 가슴속에 꽁꽁 숨겨온 '또 다른 나'를 떨쳐버리기에는 부족하기 때문에 '또 다른 나'와 지금의 내가 용서와 화해 그리고 하나됨의 과정을 거쳐야 한다.

마무리 단계에서는 잔잔하면서도 희망찬 느낌의 음악을 들으며 다음과 같은 묵상을 한다. 묵상이 끝나면 상처를 씻는 과정에서 작성한 인생의 발목을 잡았던 감정들의 목록을 태워버리며 상처받은 자아를 완전히 떨쳐버리는 작업을 한다.

■ 마무리 묵상

옆에 계신 분과 서로 등을 맞대고 앉아주시기 바랍니다.

지금까지 당신은 '또 다른 나'를 찾아서 떠나는 여행을 통하여 상처를 발견하고 슬퍼하며 눈물로 그 상처들을 씻어냈습니다.

이제는 그 상처를 이해하고 용서하고 화해하며 다시는 상처받지 않기 위해 노력해 야 합니다.

서로의 등에 편안하게 기대어보십시오.

자, 이제 눈을 감고 당신의 호흡에 집중하십시오.

숨을 들이쉴 때는 아랫배를 최대한 내밀고, 숨을 내쉴 때는 아랫배는 당기며 가슴을 최대한 내미십시오.

여덟을 세는 동안 숨을 들이 마시고 열을 세는 동안 숨을 참았다가 열여섯을 세는 동안 숨을 내쉽니다.

같은 방법으로 다섯 번을 반복합니다.

다시 열여섯을 세는 동안 숨을 들이쉬고 스물을 세는 동안 숨을 참고 서른 둘을 세는 동안 숨을 내쉽니다.

이것을 세 번 반복해봅니다.

이제 다시 보통의 숨쉬기를 하십시오.

천천히 아주 천천히 몸속으로 들어오고 나가는 공기의 감촉을 느끼면서 서로 등을 대고 앉아 있는 사람의 체온을 느끼면서 아주 편안한 상태를 느끼십시오.

그리고 편안하게 극장에 앉아서 영화가 상영되기를 기다린다는 상상을 하십시오.

다시 한 번 호흡하면서 숨을 내쉴 때 3이라는 숫자에 집중하십시오.

그것에 색칠을 해도 좋습니다. 마음의 느낌으로 3을 들여다보십시오.

다시 한 번 천천히 호흡하면서 숨을 내쉴 때 2라는 숫자에 집중합니다.

다시 호흡을 하면서 이번에는 숫자 1이 커다랗게 나타났다가 점점 작아지는 앞에 보이는 화면에서 한 편의 영화가 상영되기 시작했다고 상상하십시오.

당신은 아주 편한 상태로 영화를 감상하고 있습니다.

그 영화의 장면들은 조금 전 당신을 울게 했던 것들입니다.

아주 편안한 마음으로 그 영화 주인공이 느끼고 있는 불만이나 걱정들, 분노, 미안함 등을 철저하게 관객의 입장에서 바라보십시오.

당신은 절대로 화면에 개입하지 말고 제3자의 입장으로 지켜보십시오.

그리고 당신의 입장이 아닌 관객의 입장에서 영화 속에서 벌어지고 있는 일들이 생기게 된 원인이 무엇일까 분석해보십시오.

어느 누구에게도 후하거나 가혹한 평가를 하지 말고 당신 스스로가 영화평론가가 되어 냉철하게 있는 그대로를 보고 판단하려고 노력해보십시오.

그 문제들을 지금의 당신이라면 어떻게 했을까 하는 생각을 해보십시오.

조금 더 열린 마음으로 여유를 가졌더라면 어떻게 되었을까 하고 상상해보십시오.

혹시 다시 그런 일이 생긴다면 어떻게 할지 상상해보십시오.

그리고 그 생각을 등 뒤에 기대고 있는 사람과 말은 하지 말고 몸의 대화로 나누십시오.

그리고 다시는 그런 일이 생기지 않으려면 어떻게 해야 할지 서로 말하지 말고 등에 기댄 몸으로 대화를 나누십시오.

이제 당신의 모든 문제가 해결되었다고 상상하십시오.

그 문제는 아주 먼 과거의 일이고 이미 당신 자신에게서 떠났습니다.

당신은 이제 아주 평화롭고 자유롭습니다.

그 평화롭고 자유로움을 만끽하며 몸의 언어로 표현해보시기 바랍니다.

당신이 바라는 것들이 다 이루어졌다고 상상하십시오.

그리고 그 느낌을 생생하게 느끼고 등 뒤에 계신 분과 말없이 나누십시오.

서로에게 '당신은 아무런 문제가 없습니다'라고 몸의 언어로 말해주십시오.

이번에는 '당신은 아주 평화롭고 자유로우며 행복한 사람입니다'라고 서로 무언의 대화를 나누십시오.

당신 스스로 행복함을 느껴보십시오.

그 느낌을 서로 나누십시오.

자, 이제 당신은 아주 행복한 사람입니다.

자, 이제 마음의 시야를 넓혀봅니다.

다시 한 번 당신의 호흡을 느껴보십시오.

3이라는 숫자를 보십시오.

당신의 발가락을 느끼며 그것들을 움직여 보십시오.

이번에는 2라는 숫자를 봅니다.

다리에서부터 상체 끝까지 올라오는 힘을 느껴보십시오.

이번에는 1이라는 숫자를 보십시오.

눈을 천천히 뜨며 기지개를 펴면서 마음껏 소리를 질러봅니다.

울음치료 기법들

울음치료란 내면에 숨겨진 상처받은 '또 다른 나'를 찾아 충분히 슬퍼하고 용서와 화해를 하는 작업이다. 오감을 깨우고 감정을 충분히 느끼고 울음이 나오도록 유도하는 과정에는 여러 가지 기법들을 사용하여 감성을 자극할 수 있다. 앞에서 소개한 음악과 묵상글을 통하여 울음에 이르게 하기도 하며, 다른 여러 가지 방법으로 울음에 이르게 하는 방법들을 알아보도록 한다.

:: 조건 없이 울기

웃음치료를 받아본 사람들은 웃음치료사와 함께 "박장대소 준비! 시작!" 하는 구령과 함께 아무 이유 없이 가짜로 웃기 시작하여 그 가짜 웃음이 진짜 웃음으로 변화는 현상을 체험해본다. 울음치료 역시 웃음치료와 마찬가지로 "울음 시작!" 하는 구령과 함께 가짜로 울기 시작하여 그 가짜 울음이 눈물을 흘리며 진짜로 변해가는 과정을 경험할 수 있다.

언젠가 SBS에서 웃음과 울음에 대한 프로그램을 방영한 적이 있다. 그 방송 내용 중 울기 모임을 하고 있던 사람들의 내용을 본 적이 있다. 그때 방송되었던 내용을 요약하여 소개하겠다.

위와 같은 설명과 함께 화면에 비춰진 모습은 마치 "시작!" 하는 구령에 맞춰 일제히 울기 시작하는 것처럼 감정 몰입의 단계도 없이 누가 먼저라고도 할 것 없이 울음을 터뜨리기 시작했다.

그 장면을 본 나도 울음치료 시간에 한번 실험해봤다. 울음에 대한 효과 등을 간단히 설명하고 지금부터 "시작!" 하면 엉엉 소리를 크게 내면서 다 같이 한번 울어보자 하고 울음을 유도했다. 결과는 대성공이었다. 참가자들 모두가 처음에는 장난하는 식으로 울음소리만 냈지만, 시간이 흐를수록 진짜 울음소리가 나오고 눈물을 흘리고 있었다. 그리고 그들 모두 울고 난 후 아주 개운한 느낌이 든다고 입을 모았다.

우리의 정신의 세계는 무척 크고도 넓어서 마음먹기에 따라 무엇이든 이룰 수 있다. 우리 뇌는 생각하는 대로 반응하기 때문이다. 예를 들어, 음식을 실제로 먹지 않고 먹는 상상만 해도 입에 침이 고이는 것처럼, 웃음소리를 내며 웃음 근육을 자극시키면 뇌가 알아서 웃을 때 나오는 호르몬을 분비한다. 이와 마찬가지로 울음소리를 내고 우는 행동을 하면 울음 근육이 자극되어 눈물이 흐르고 눈물을 흘릴 때 호르몬이 분비되어 진짜 울음이 된다.

:: 문화적 자극에 의한 울기

슬프거나 감동적인 영화나 드라마, 동영상 등을 시청하거나 슬픈 음악을 듣거나 슬픈 그림을 보거나 슬픈 시를 낭송하는 등 문화적 체험으로 울음을 터뜨리는 방식이다. 그런데 이 방식은 눈물샘만 자극하여 울음의 효과를 볼 수 있는 대성통곡을 유도하지 못하는 경우가 있다.

울음치료의 궁극적인 목표는 단순히 우는 행위에 그치는 것이 아니라 울음을 통하여 우리 안에 각인된 상처와 흉터, 고통들을 깨끗이 치료하는 것이다. 그래서 울음치료에 들어가면 일부러라도 울게 한다.

거듭 강조하지만 효과적인 울음이란 크게 소리 내어 엉엉 우는 것이다. 그런데 영화나 음악, 미술 등 문화적 자극을 통해 울음을 시도하면 그 내용이나 분위기에 심취되어 눈물만 흘릴 뿐 시원한 울음이 나오지 않을 수도 있다. 이왕에 울기로 작정을 하고 보는 영화라면 눈물샘을 자극하는 장면이 나올 때 큰 소리로 울어야 한다.

:: 울음 명상

명상의 사전적 의미는 '고요히 눈을 감고 깊이 생각함. 또는 그런 생각'이며, 영적인 자각이나 신체의 평정을 높이는 데 도움이 된다.

명상은 고대부터 여러 상황에서 시행되어 왔다. 수도원과 대다수 정신요법의 경우처럼 정신이나 육체를 회복하고 일상생활을 풍요롭게 하는 데 도움이 될 수도 있다. 전투를 앞둔 전사나 연주회를 앞둔 음악가의 경우처럼 신체나 그 밖에 힘이 드는 특별 활동을 준비하는 데 도움이 될 수도 있다. 최근 의학이나 심리학 연구에 따르면 명상요법은 치료에 임하기 전에 맥박과 호흡을 조절하는 데 효과가 있으며, 편두통·고혈압·혈우병 등의 증상을 억제하는 데 정도는 다르지만 효과가 있음이 입증되었다.

지금까지 여러 가지 형태의 명상법들을 개발하고 체계화해왔는데,

그중에서 울음 치료와 관련이 있는 명상법들을 소개해보면 다음과 같다.

① 미스틱 로즈

인도의 '오쇼 아쉬람'에서 시작된 정통 명상법으로 억눌린 감정을 끄집어내어 마음껏 웃고, 울며, 평정심의 상태에서 자신을 객관적으로 바라보는 방법이다. 다른 명상들이 정적이라면 이 명상법은 과격하다 싶을 정도로 온몸의 에너지를 소비하며 다음의 세 단계를 거친다.

단계	시간	명상 방법
1단계	3시간×7일	첫 단계는 웃음으로, 하루에 3시간씩 일주일 동안 계속한다. "야후!"라는 외침으로 시작해서 아무 이유 없이 세 시간 동안 무작정 웃는다. 웃음이 수그러드는 기미가 보이면 다시 "야후!" 하고 외친다. 세 시간 동안 웃은 후에 "야후!"하는 외침으로 끝낸다.
2단계	3시간×7일	두 번째 단계는 울음이다. 이 단계 역시 하루에 3시간씩 7일 동안 계속한다. "야부!" 하는 외침으로 시작해서 3시간 동안 아무 이유 없이 울고, "야부!" 하는 외침으로 끝낸다. 웃음과 눈물의 제동 장치가 풀리면 마치 댐이 터진 것과 같다. 문제는 그 댐을 어떻게 무너뜨리느냐 하는 것이다. 웃음과 눈물을 통해 무거운 짐을 벗어 던진 것처럼 홀가분함을 느낄 것이다.
3단계	3시간×7일	세 번째 단계는 언덕 위의 주시자가 되어 지켜보는 것이다. 이 단계 역시 하루 3시간씩 7일 동안 진행한다. 편안한 자세로 앉아서 45분 동안 호흡이 들어오고 나가는 것을 주시한다. 그 다음에는 20분 동안 감미로운 음악에 맞추어 춤춘다. 춤추는 동안에도 주시를 유지해야 한다. 그 다음에는 다시 앉아서 45분 동안 호흡을 주시하고, 다시 20분 동안 춤춘다. 그리고 마지막으로 50분 동안 앉아서 호흡을 주시한다.

② 프라이멀 요법

인도의 요가에서 비롯된 명상기법의 하나로 현재 미국에서 가장 광범위하게 사용되는 심리치료 기법이다. 울음을 매개체로 인간이 태어난 직후부터 받아온 상처를 치유하기 위해 인간 감정의 초기 단계인 유아기 감정으로 돌아가 인간 내면의 상처를 치유하는 명상법이다.

앞에서도 소개했듯이 비틀즈 멤버인 존 레논이 정신적인 문제를 이 요법을 통하여 치료받음으로써 울음치료라는 단어가 세상에 알려지기 시작했다.

:: 사이코드라마 기법

사이코드라마란 집단 구성원들의 도움을 받아 한 인간의 삶이 무대 위에서 재현되는 적극적인 집단 심리치료 형식이다. 사이코드라마 기법으로부터 현대의 심리치료·상담과 교육에 행위를 사용하는 강력한 접근 방법들이 파생되었다.

사이코드라바 기법은 자신의 문제를 말로만 하는 것이 아니라 문제를 가지고 상상하고 극중 장면을 만들어 도움을 받는 방식이다. 일반적으로 무대 장치가 사용되며, 수석 치료자가 연출가의 역할을 하면서 참가자들이 가능한 한 많은 것을 자신의 역할 속에 투사하도록 격려한다. 극의 주제는 대개 그 집단에 공통된 괴로운 상황이나 주인

공 환자의 생애에 관한 것이다. 참가자들이 미래에 대처할 수 있는 새로운 방식을 배울 수 있도록 함은 물론 그들이 정서적으로 해방되고 비슷한 상황에서 일어나는 불안을 통제할 수 있도록 해준다. 연출가인 치료자는 때때로 조연이 주연과 역할을 바꾸도록 하는데, 이를 통해 환자는 다른 사람이 자신을 보는 것처럼 자기 자신을 관찰하고 반응할 수 있게 된다. 극에 이어 출연자와 관객의 토론이 이어진다.

이 기법은 1920년대 빈 출신의 정신과의사 J. L. 모레노가 소개했는데, 그는 사생활에서는 폭력적인 성향을 가진 여배우가 무대에서 폭력적인 역할을 맡았을 때는 보다 온건하게 행동하는 것을 관찰했다. 비록 심리극의 상황을 흉내 낸 것에 지나지 않지만, 무대 위에서 일어나고 있는 행위, 말, 동작, 대상과 지지자들, 이 모두가 주인공이 현실에서는 할 수 없었던 것으로 어떻게 해야 할지 알 수 없었던 것을 할 수 있게 해준다. 억제하고 있었던 생각과 감정들을 인식하고 자유로이 표현하도록 도움을 주는 새로운 행동 패턴을 깨닫게 되는 것은 사이코드라마 무대 위에서다.

사이코드라마는 금지된 것, 고통스럽고 상처가 되었던 경험을 '마치 인 척' 하는 상황을 만들어 안전하게 직면하여 작업하는 것이다. 그러나 심리치료, 가족치료, 개인치료, 상담 등 어느 집단이든지 사이코드라마적인 방법을 활용하여 문제를 해결하는 데는 분명 한계가 있다. 문제는 찾아내어 인식으로 끌어 올려야 한다. 내재된 가설이나 무의식적인 태도를 인식시키는 것은 심리치료와 상담의 핵심이기도 하다. 사이코드라마적인 방법은 특히 문제의 정서적인 부분을 이끌어내는 데 도움이 된다.

울음치료 역시 금지되어 있던 것이나 고통스럽고 정서적으로 상처가 되었던 경험을 끄집어내어 울음을 유도하는 작업이 필요하다. 사이코드라마 기법에서 울음치료에 활용할 수 있는 것을 소개한다.

① 울음치료에 활용할 수 있는 사이코드라마 기법

울음치료에 활용할 수 있는 사이코드라마 기법은 다음과 같다.

- 잠자고 있는 자발성을 일깨워 증진시키는 것
- 상호 만남과 이해를 촉진하고 집단의 결속력을 다지는 것
- 역할놀이와 자기표현을 보다 익숙하고 자유롭게 하는 것
- 정서적 상처가 되었던 경험을 안전하게 직면하여 작업하는 것

사이코드라마 기법을 활용하기 위해서는 다음과 같은 워밍업을 충분히 해야 한다.

- milling(돌아다니기)

모든 집단원이 마음을 비우고 천천히 걷는다. 매번 만나는 사람과 눈으로 인사한다. 말은 전혀 필요 없고 오직 눈으로만 인사한다. 시간은 상황에 따라 달리한다. 언어가 아닌 몸의 만남이기에 느낌이 새로울 것이다. 감각적으로 만나는 것도 가능하다.

■ 몸 풀기

신체 활동을 통해 긴장된 몸을 풀어준다.

■ 단계별 감정 표현 훈련

각 단계별로 감정을 정하여 한 단계 올라가기 위해서는 주어진 단계의 감정을 충분히 표현해야만 가능하다. 그렇게 하여 맨 마지막 단계까지 가면 된다.

■ 눈 감고 걷기

두 사람씩 짝을 지어 한 사람은 눈을 감고 한 사람은 인도자가 되어 걸어가게 하는 것으로 일종의 신뢰게임이다. 가는 길에는 장애물을 설치하여 피해 걷도록 한다.

② 빈 의자 기법

사이코드라마 기법으로 충분히 몸과 마음이 이완이 되었다면 본격적인 기법으로 들어가도록 한다. 방법은 다음과 같다.

무대 위에 빈 의자 하나를 놓는다. 아무도 앉아 있지 않은 빈 의자이다. 상황에 따라 누가 앉아 있는지, 어떤 사람이 떠오르는지, 누구를 앉히고 싶은지, 누군가 앉아 있다면 표정은 어떠한지 등 여러 가지 질문을 통해 상황을 만들 수 있다. 때론 주제를 정해놓고 앉히고 싶은 사람을 생각하게 할 수도 있다.

빈 의자는 내 마음의 빈자리일 수도 있고, 만나고 싶거나 용서 받고 싶은 대상일 수도 있으며, '또 다른 나'일 수도 있다. 빈 의자를 통해 자유롭게 자신의 내면을 상상하고 표출할 수 있는 기법이다. 잠시 시간을 주고 생각하게 한 다음 대상자를 정하여 빈 의자 기법을 이용한 드라마를 이어간다.

③ 사자(死者)와의 만남

죽음에 대한 이야기를 먼저 한 후 지금은 이 세상을 떠났지만 가슴에 강한 느낌으로 남아 있는 사람을 생각하게 한다. 대상자를 정하여 진행하는데 모든 참석자들과 같이 진행하는 것이 좋다. 때로는 현재 병을 앓고 있는 사람, 죽음을 생각해왔던 사람, 죽음을 시도해봤던 사람이 주인공이 되는 것도 좋은 방법이다.

④ 조각 기법

하나의 주제를 가지고 가족이나 공동체에서 타인들이 나를 바라보는 시선, 감정을 여러 개의 조각으로 표현하게 하고, 그들이 어떤 말을 건네는지 표출하게 한다. 그들의 입을 통해 나오는 말은 같은 시간에 한꺼번에 나와야 효과가 배가된다. 또한 그 느낌을 이야기하게 하고, 그것을 들은 내 마음은 어떠한지 표현하게 도와준다. 그 후 그들과 사이에서 자신이 원하는 조각과 대화하게 하고, 관객들이 다같이 메아리로 사랑의 말이나 격려의 말을 하게 한다.

⑤ 나에의 성찰

네 명이 한 조가 되어 하는 방법이다. 진행 순서는 다음과 같다.

- 한 조가 빙 둘러앉아 자신의 약점, 비밀, 태어나서 지금까지 가장 듣기 싫은 말 등을 솔직하게 종이 위에 적는다.
- 주인공은 등을 지도록 돌려 앉힌다. 이때 주인공은 하고 싶은 말을 할 수 있다. 감정표현도 가능하다.
- 약점, 비밀에 관해 이야기하고 동작으로 표현한다.
- 태어나서 지금까지 가장 듣기 싫은 말에 대해 이야기하고 동작으로 표현한다.
- 주인공을 바로 앉게 하여 다시 반복하여 이야기하고 행동화한다. 하지만 이번에는 지지하거나 긍정적인 이야기를 하도록 한다.
- 네 명 모두 같은 방식으로 진행한 후 마무리한다.

이상과 같은 여러 기법들을 응용하면 나를 충분히 경험하고, 표현할 수 있을 것이다. 울음치료에서 사이코드라마 기법을 이용할 때 잊지 말아야 할 것은 내 속의 감정을 확실히 비워내어야만 돌아오는 효과가 크다는 것이다. 또한 언어에서 자유로워야하며, 목적을 가지려 해서는 안 된다.

무엇인가 한 가지에 몰입하여 실제로 만날 수 있게 해야 한다. 그 결과로 얻는 효과는 상상을 초월할 만큼 크다. 하다가 안 되면 멈추면 된다.

:: 열정 · 몰입 기법(크레이지 세라피)

열정 · 몰입 기법은 한국웃음센터에서 웃음치료사 연수 과정에서 행하는 프로그램으로 일명 크레이지 세라피라고 한다. 소리를 지르고 격렬한 몸동작으로 워밍업을 시작하여 명상을 통하여 울음에 이르는 과정이 울음치료 과정과 같고 울음치료에 적용해도 손색이 없을 만큼 훌륭하기에 소개한다(『스트레스 치료법』, 한광일 저, 정현우 팀장의 특별 기고).

① 크레이지 세라피란

미친다는 말은 정신적 이상 증세가 온 상태 즉 정신 분열병의 상태를 의미하기도 하지만, 열정과 신념을 가지고 한 가지 일에 몰입하는 것을 뜻하기도 한다. 예를 들어, 누군가가 공부 잘하는 학생에게 "쟤는 공부에 미쳤어"라고 하는 말은 그 학생이 공부에 전념하여 몰두하는 것을 좋은 시선으로 바라보며 하는 표현이다. 크레이지 세라피에서 크레이지crazy는 전자보다는 후자 쪽의 의미에 가까우며 최적의 몰입 상태를 만들기 위해 트레이닝하는 것을 말한다.

크레이지 세라피란 말 그대로 열정, 몰입, 열광, 분노, 미침을 치유법의 하나로 도입한 요법이다. 자신의 내면을 가감 없이 있는 그대로 표출하고 고정관념과 상식의 틀을 깨는 여러 행위를 통해 내면의 자유와 카타르시스를 느끼며 자신감을 얻는 것이다.

② 실전 크레이지 세라피

■ 크레이지 샤우트(crazy shout)

긍정적인 나로 거듭나기 위해 자아를 세상 앞에 당당히 선포하는 요법이다. 사회가 발전하면서 스트레스와 가슴의 응어리는 쌓여만 가는데 후련하게 풀 곳은 없다. 가슴속엔 언제나 후련하게 풀고픈 욕구가 늘 꿈틀대고, 이 욕구를 반영하듯 노래방은 유행을 타지 않는 인기 업종으로 장수하고 있다. 많은 사람들이 이토록 노래방을 즐겨 찾는 이유는 가슴에 맺힌 것을 소리로 질러 풀기 위해서이다. 소리를 통한 긍정적인 자기 암시는 불안감과 초조함을 떨치고 자신감을 배가시키는 효과가 있다.

복싱에 미쳐서 전설이 되어버린 캐시우스 클레이라고 하는 젊은 무명의 권투선수가 소니 리스톤이라는 당대 유명한 챔피언과 큰 시합을 앞두고 기자회견장에서 외친 말은 "난 세계 최고다!"였다. 당시 기자들은 갑자기 나타난 무명의 선수가 이런 말을 하다니 건방진 하룻강아지라고 기사를 실었다.

하지만 캐시어스 클레이가 시합에서 일방적으로 승리하자 언론은 그를 주목하기 시작했다. 시합에서 이겼을 뿐 아니라 자신의 승리를 예언까지 했기 때문이다. 그는 이어서 전 세계를 돌며 경기하면서 "난 세계 최고다!"라는 말을 되풀이하며 상대방을 몇 회에 쓰러뜨릴 것인지 예언하기 시작했다. 한두 경기를 제외하곤 그의 예언은 적중했다. 그가 바로 "나비처럼 날아서 벌처럼 쏜다"는 세계적인 유행어

를 남긴 무하마드 알리이다. 캐시어스 클레이는 무하마드 알리의 본
명이다.

이 이야기가 말해주듯이 크레이지 샤우트 요법에 참여하는 사람
들은 가슴 깊숙이 쌓여 있던 나쁜 공기와 한을 누구의 간섭도 받지
않고 마음껏 내질러버린다. 내가 최고라고, 나는 무엇이든 할 수 있다
고, 가슴이 뻥 뚫릴 때까지 소리 지른다. 방법도 간단하다. 빠른 음
악을 크게 틀어놓거나 탁 트인 공간에서 음악과 환경을 압도할 정도
의 큰 소리를 배에서부터 목까지 끌어올려 힘껏 내지르는 것이다.

■ 크레이지 레핑(crazy rapping)

고정관념을 깨는 두 번째 요법이다. 끊임없이 지껄이는 랩을 통해
영혼의 자유를 얻는다는 수많은 국내외 래퍼들의 말에 힌트를 얻어
착안해낸 기법이다. 남녀노소 누구나 마치 래퍼가 된 것처럼 몸을 자
유롭게 흔들며 지극히 기본적인 박자에 맞춰 자신이 하고 싶은 말이
나 욕을 무차별적으로 폭발시키며 내뱉는다.

주제는 삶, 지금껏 살아온 인생, 현재 위치, 미래 비전 등 그 어떤
것도 상관없다. 그것이 어렵다면 자신이 정말 하고 싶은 말을 하나만
정해서 끊임없이 되뇌어도 상관없다. 하염없이 쏟아내면 나중엔 자
신의 감정까지 랩 가사로 승화되어 마치 무당이 굿을 통해 한풀이를
하듯 고도의 몰입이 가능해진다.

■ 크레이지 율동

어떠한 형식도 무시한 채 음악의 리듬에 따라서 몸을 흔들며 자신의 억눌린 자아를 표출하고 감정을 이입하는 방법이다. 일명 '막춤'을 추는 것도 효과가 있다.

율동은 비언어적 의사소통의 형태로 동작을 통해 내부의 감정을 표출시켜 자신을 표현하는 기회를 제공한다. 또한 신체적 이완을 증진시키고 자신을 인식할 수 있도록 하여 자아 고양에 공헌하는 중재자 역할을 한다. 전략적으로 즐기면서 표출할 수 있는 운동의 한 형태이다. 자신이 즐겨 듣는 음악을 창조적인 몸동작으로 표현하거나 자신의 감정에 맞추어 가사를 수정하여 부르며 신체의 움직임으로 표현할 수 있다. 이때 이용할 수 있는 도구는 북, 장구, 소고 등과 같은 타악기다. 타악기 소리에 맞추어 자신의 내부에 숨어 있는 감정을 표출할 수 있으며, 특히 분노와 같은 부정적인 감정을 해소하는 데 도움이 된다.

율동적인 동작의 치유 효과는 세 가지로 설명할 수 있다.

첫째, 무의식 속에 잠재된 불안한 정서와 감정이 자유로운 신체의 움직임을 통해 해방감을 얻을 수 있으며, 갈등 상태를 둔화시키고 정서적 안정을 찾게 해준다.

둘째, 심리적 갈등으로 저하된 신체 기능을 자유로운 호흡과 움직임으로 회복시켜 근육의 긴장을 이완하고 신체를 긍정적으로 인식하게 한다. 이에 따라 억압되었던 운동성과 만성적 스트레스 증후군으로 감소된 근력이 점차적으로 회복된다.

셋째, 즐겁고 자유로운 동작을 통해 타인과 서로 접촉하고 인식함으로써 인간관계를 개선하고 자신에 대한 신뢰와 통일감으로 심리적 안정감을 찾게 해준다.

격렬한 율동으로 몸이 뜨겁게 달궈지면 그 상태를 유지하며 본격적으로 마음을 씻어내는 크레이지 스트라이크 시간으로 넘어간다. 다음은 크레이지 율동을 위한 랩과 동작들이다. 한번 따라 해보자.

■ 미치가쓰 송

(음향 : 비트가 강하고 빠른 음악)

미치가쓰 미치가쓰 미치가쓰 미치가쓰 미치가쓰(1번째 후렴)

(어깨를 촌스럽게 흔들며 머리 위로 검지를 힘껏 돌리면서 고개도 같은 방향으로 돌려준다)

나는 나는 지금부터 미쳐갈 거야!

(오른손 왼손을 번갈아 가슴에 대면서 검지를 머리 위로 돌린다)

나도 미쳐 너도 미쳐 미쳐버렸어!

(나와 상대방을 양손으로 번갈아 찍으면서 검지를 머리 위로 돌린다)

미치가쓰 미치가쓰 미치가쓰 미치가쓰 미치가쓰(2번째 후렴)

(머리 위로 검지를 힘껏 돌리면서 고개도 같은 방향으로 돌리며 동시에 제자리에서 방방 뛴다)

하하하하하하하하 웃음에 미쳐!

■ 크레이지 스트라이크(crazy strike)

주변에서 쉽게 구할 수 있는 신문지를 이용하는 기법이다. 신문지에 내 가슴속의 한, 인생의 발목을 잡는 굴레를 투영시켜서 빠른 음악에 맞춰 신나게 마음껏 찢어발기는 것이다. 소리도 지르고, 때리고, 방방 뛰면서 직성이 풀릴 때까지 찢고, 밟고, 던진다.

우리가 흔히 게임으로 즐기는 기왓장 격파도 크레이지 스트라이크의 한 종목이 될 수 있다. 먼저 자신이 버리고 싶고 부수고 싶은 좌절, 우울, 게으름, 오만 등의 목록을 기왓장에 한 개씩 적는다. 준비가 됐으면 마치 무협영화의 주인공이 된 것처럼 폼을 잡는다. 그리고 주먹 끝에 한을 담아 격파한다. 와장창 하는 굉음과 함께 느껴지는 쾌감과 완벽히 부서진 잔해를 보면서 얼마나 짜릿한 해소감을 느낄 수 있는지 직접 해보면 알 수 있다. 이 과정으로 내면의 치유가 진행된다.

노래하고 춤추고 소리 지르고 감정을 표출하면서 뜨겁게 달구어진 몸과 마음을 진정시키면서 자신을 정리하는 시간이다. 바닥에 멋대로 흩어진 신문지 잔해 위에 편안히 눕는다. 그리고 잔잔한 배경음악이 나오면 그 아름답고 포근한 선율을 온몸으로 느끼면서 지금까지 열정으로 불태웠던 자신에게 대견함과 감사함을 보낸다. 머리끝부터 발끝까지 온몸의 세포 하나하나에 말을 건넨다.

이 순간 거의 대부분 대상자들이 울컥하면서 눈물과 한을 토해낸다. 오랜만에 느껴보는 자유로움과 성취감이 뜨거운 땀방울과 함께 눈물이 되어 쏟아지는 것이다. '내 심장이 아직 이렇게 뜨겁게 뛰고 있는데, 이렇게 마음껏 나를 발산하고 표현할 수 있는데, 왜 지금껏 나를 얽매고 불태울 수 없었을까?' 하는 회한의 마음이 드는 것이다.

회한과 반성과 자신감이 뒤범벅되어 누워서 울음을 터뜨리고 있는 자신에게 이렇게 소리친다. 이제 조이지 말고, 가두지 말고, 마음껏 표현하자고, 감사한 만큼 자신감을 가지고 열심히 살아보겠다고 말이다.

이 시간에 대상자들은 뜨거운 눈물을 흘리는 것과 함께 구체적인 설계를 한다. 이것이 바로 울음치료의 한 장르인 것이다.

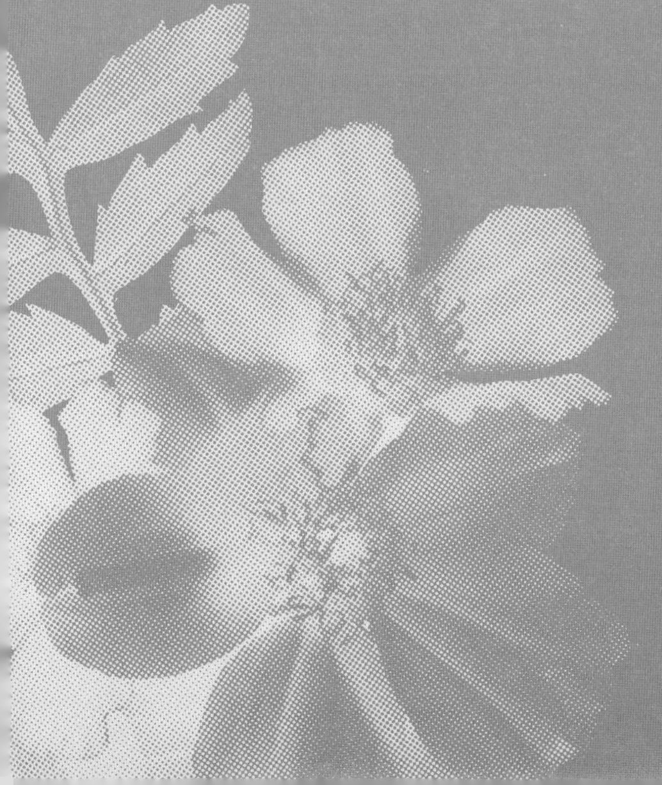

PART 07

울음치료사들을 위한 이야기

울음치료사란

울음치료라는 것은 심리치료, 집단 상담과 교육에 어떤 행위를 사용하는 강력한 접근 방식이다. 따라서 울음치료를 인도하는 울음치료사는 겸허함과 책임감으로 기술을 개발해야 한다. 내담자의 심리를 알고 창의력과 감수성을 가지고 작업하도록 배워야 한다.

진정한 울음치료사가 되려면 먼저 상담자 자신이 받은 상처의 과정을 발견하고 충분히 슬퍼하며 울음을 매개체로 치유해야 한다. 그러한 경험이 있어야 비로소 내담자들의 진정한 치유를 도울 수 있을 것이다. 다시 말해서, 상담자의 치유 경험과 그 깊이만큼 내담자의 미해결 욕구를 충족시켜주고 성장과 발달 치유에 도움을 줄 수 있을 것이다. 이 책을 읽는 독자들 중 울음치료사로 활동하고자 하는 사람이 있다면 자신이 먼저 울음치료를 통해 치유받고 울음치료에 대한 지도 감독 아래 훈련받도록 강력히 권고한다.

울음치료 방식은 자동차에 비유할 수 있다. 자동차를 운전하려면 단순한 기기 조작법 이상의 자동차 전반에 관한 지식이 있어야 한다. 자동차에 이상이 있는 것을 모르고 주행을 한다든가, 교통 표지판의 의미를 모른다든가, 또는 고의로 위반을 하면 사고가 난다. 자동차라는 문명의 이기가 사람을 해치는 흉기로 둔갑하는 것이다. 울음치료도 자동차와 마찬가지로 잘못 활용하면 역효과를 일으킬 수 있다.

아무리 좋은 도구들도 근본이 되는 훌륭한 판단을 대신할 수는 없다. 판단은 목적 달성뿐 아니라 관련되는 모든 것의 안전에도 적용되므로 부주의하게 사용되었을 때는 그 자체로도 위험할 수 있음을 인식해야 한다. 따라서 울음치료를 인도하는 사람은 전문적 역할을 잘 수행할 수 있도록 명료성, 한계 그리고 윤리적인 측면에 주의를 게을리해서는 안 된다.

울음치료사란 개인적으로는 각 개인에게 충격과 허탈감으로 생긴 신체적·정신적 역기능을 울음을 통하여 발산하고 치유하며, 사회적으로는 사회적 병리 현상으로 피폐해진 감성을 회복하도록 일깨우며, 각 공동체에 행복과 평안, 희망을 일깨워주기 위해 치유하고 봉사하는 전문가이다. 따라서 울음치료사는 감성, 지성, 덕성, 순발력 등의 총체적인 자격 요건을 갖추고 프로그램을 철저히 준비하여 융통성 있게 진행할 줄 아는 사람이어야 한다.

울음치료 프로그램을 진행하려면 상당히 많은 훈련이 요구되는데,

그 까닭은 울음치료 방법이 개인의 심리를 다루는 것이기에 훈련받지 않은 이의 손에서 이루어 졌을 때는 오히려 상처가 깊어질 수 있는 위험요소가 도사리고 있기 때문이다. 이는 외과 의사가 수술을 하기 위해 광범위한 전문 지식을 습득하고 특별한 기술을 숙련하는 것과 같다.

내담자와 의사를 교류하는 것은 하나의 수련이고 성장이다. 내담자와 의사를 교류하려면 기술이 필요하다. 특별한 능력을 높여야 하며 그 방법을 특별히 배우지 않으면 안 된다. 뚜렷한 목적의식과 책임감, 성실함으로 상대방의 말에 귀를 기울이는 자세를 갖춰야 한다.

사람들은 남의 말에 귀를 기울이는 것을 잊어버릴 때가 있다. 참으로 쓰리고 아픈 말을 골라 해대면서 남을 비난하고 경멸해서 더 이상 그 말을 들어줄 수 없을 때가 있다. 그러면 그 사람의 말을 들어주기가 두려워서 피하기 시작한다. 내가 고통을 당하고 싶지 않은 마음에서이다. 그러나 그 사람에게는 오해의 소지가 생기기 십상이다. 자기를 경멸한다고 생각할 것이기 때문이다. 그러면 또 엄청난 고통이 빚어진다.

수많은 사람들이 마음의 고통을 안고 살아가고 있다. 아무도 그들이 처한 상황을 이해하지 못한다고 생각한다. 남들은 각자 바빠서 아무도 자기 말에 귀를 기울여 주지 않는다고 생각한다. 그런 사람들에게는 이야기를 들어줄 사람이 필요하다. 울음치료사들이 바로 그들이다.

울음치료사는 마음의 고통을 안고 있는 사람들이 마음을 다 열어 젖힐 수 있을 때까지 묵묵히 이야기를 들어주어야 한다. 진정한 울음치료사는 절대로 상대방에 대한 편견을 가지지 않고 판단도 내리지 않은 채 상대방의 말에 집중하여 귀를 기울이는 능력이 있어야 한다. 울음치료사 자신도 많은 고통을 안고 있는 사람일 수 있다. 내담자 앞에서 귀를 기울이고 있을 때 그의 마음속에 자리 잡고 있는 고통의 불씨에 기름이 부어질 수도 있다. 그러나 울음치료사가 자신의 상처와 고통에 마음을 빼앗긴다면 어떻게 상대방의 말을 제대로 들어줄 수 있겠는가? 그러므로 진정한 울음치료사가 되려면 상대방의 말에 깊이 귀를 기울이는 방법을 훈련해야 한다. 내담자의 말을 울음치료사가 경청하고 있으며 그의 심정을 이해하고 있다는 것을 느끼게 해 주어야 한다. 그때서야 비로소 내담자와 공감하며 진정한 위안을 줄 수 있을 것이다.

울음치료사는 이해력이 높은 분석가이며 치유를 위한 치료자, 심미적인 연출가이며 융통성 있는 집단의 지도자로서 능력을 필요로 한다. 따라서 진정한 울음치료사로서 상담자가 되려면 울음치료사 자신의 내면에 있는 상처를 치유하는 경험이 필수적이다. 울음치료사 자신이 상처에 따른 미해결 욕구와 과제를 발견하고 치유하는 과정을 경험해야 내담자들의 고통을 진정으로 이해하고 도움을 줄 수 있을 것이다.

■ 오감을 자극하고 지도할 수 있는 능력과 감성

■ 영신 수련 지도자로서 자질을 갖추고 인간이 가질 수 있는 기쁨, 분노, 슬픔, 공포, 환희의 감정들을 충분히 느끼고 이해하는 과정을 경험해야 한다.

■ 뚜렷한 목적의식, 책임감과 성실성

울음치료란 마음공부이고 마음을 치유하는 것이라는 목적의식을 가지고 기교를 부리지 않아야 하며, 내담자의 고통을 치유하며 자신도 성장한다는 뚜렷한 목적 의식을 가져야 한다. 아울러 책임감과 성실함을 지녀야 진정한 치유에 도움을 줄 수 있다.

■ 탁월한 감각과 순발력, 창의력

탁월한 감각과 순발력으로 내담자들의 성향을 재빨리 파악하고 분석하여 적절하게 대응하며, 창의력을 가지고 내담자에게 맞는 적절한 프로그램을 진행할 수 있어야 한다.

■ 원만한 성격과 합리적이고 객관적인 사고

자신의 개성을 고집하기보다는 여러 가지 성향의 성격들을 이해하고 그에 따라 원만하게 대응할 수 있는 성격을 지녀야 한다.

■ 심신의 건전함과 건강함

울음치료사 자신의 심신이 건전하지 않거나 건강하지 않으면 남의 상처에 대한 치유를 도울 수 없을 것이다.

■ 내담자들의 상처와 미해결 욕구 이해

울음치료사 자신의 상처와 미해결 욕구에 대한 과제를 발견하고 치유하는 과정을 겪어본 경험이 있어야만 내담자의 고통과 상처 치유에 도움을 줄 수 있다.

■ 겸손과 예절

울음치료사가 겸손과 예절로 인간적인 면을 보여주어야 내담자가 마음의 문을 쉽게 열고 자신의 상처를 끄집어내어 치유 과정에 쉽게 접할 수 있다.

■ 통찰력과 결단력, 응용력과 융통성

울음치료사의 통찰력과 결단력으로 치유 과정에서 발생하는 모든 돌발 상황에 대해 부작용 없이 내담자의 치유에 적절하게 도움을 줄 수 있다. 예를 들어, 상처에 직면하기 힘들어 하고 방어 기제가 심해 힘들어 하는 내담자에게 통찰력과 결단력 없이 계속 울음치료를 진행하다 보면 방어 기제가 더욱 강력하게 작용하여 부작용을 일으킬 수도 있다. 그럴 때는 과감하게 진행을 중단하고 내담자가 스스로 마음을 열 수 있도록 시간적 여유를 주며 융통성 있게 대처해야 한다.

■ 세밀한 기획 및 연출력

울음치료사는 치유 과정에서 발생할 수 있는 모든 상황들에 대비하여 준비하고 계획하여 프로그램을 진행하도록 해야 한다.

■ 결과에 대한 분석 및 평가

결과를 냉정하고 철저하게 분석하고 평가함으로써 자신의 성장을 꾀하는 동시에 다른 경우의 내담자에 대한 준비가 될 것이다.

■ 자료수집 및 연구

철저한 자료수집 및 연구를 해야 보다 원활하고 계획적이며 치밀한 프로그램을 진행할 수 있다

■ 위기 관리 능력

울음치료를 진행하는 중에 벌어지는 돌발 상황이나 응급 상황에 대한 위기 관리 능력 및 응급 처치 능력을 기르고 훈련해야 한다.

■ 튼튼한 기초 지식

울음치료란 마음의 상처와 고통에 대한 치유이기에 생애 전반의 발달 원리에 따른 심리와 사회적 문제의 다양성(정신병리), 치료적 접근법에 대한 전반적 평가 등에 대한 기초지식을 충분히 습득하고 훈련해야 한다.

■ 심리치료 · 상담에 깔려 있는 원리에 대한 이해

심리치료 · 상담에 대한 원리의 이해 없이 내담자의 고통과 상처를 이해하고 치유에 도움을 줄 수는 없을 것이다.

■ 치료 · 상담과 집단 지도자의 윤리에 대한 이해와 준수

치유 과정에서 알게 되는 내담자의 프라이버시에 대해 비밀을 준수하고, 인간적으로 이해하며 도움을 주는 윤리의식을 가져야 한다.

■ 인생의 영적 차원을 포함하여 직면한 문제에 대한 철학

뚜렷한 목적의식과 철학을 배경으로 하지 않으면 오히려 내담자에게 상처를 더 얹어주는 프로그램이 될 수 있다. 그러므로 울음치료사는 심신을 수련하여 건전하고 건강하게 유지하고, 인생에 직면한 문제에 대해 나름의 철학을 세워야 한다.

울음치료 목표와 대상 및 장소

:: 치료 목표

울음치료의 목표는 억제되어 있던 생각과 감정들 즉 고통스럽고 정서적으로 상처가 되었던 경험을 안전한 상태에서 끄집어내어 인식하고 직면한 후 눈물로 깨끗이 씻어내고 새로운 자아를 발견하게 하는 것으로 위축된 감정에서 벗어나게 하여 다음과 같은 발전을 가져오게 한다.

- 개인 : 웰빙, 사회성, 유연성, 긍정적 사고, 자신감, 표현력, 예방과 치료
- 집단 : 친밀감
- 가족 : 평안하고 행복한 삶
- 국가 및 사회 : 건전한 문화의 창조 및 창달

:: 치료 대상

울음치료의 대상은 남녀노소의 모든 사람이다. 인격적으로나 신체적으로 완벽한 사람은 아무도 없다. 정신 분석 연구에 따르면, 현대를 살아가는 모든 사람에게는 누구나 정신질환이 있다고 한다.

물질만능 주의를 살아가고 있는 현대인들은 인격적으로 성숙하고 신체적으로 건강한 삶을 살기 원하며 이런 사람을 필요로 하고 있다. 이러한 조건을 갖추고자 노력하는 사람과 집단은 모두 울음치료의 대상이 된다. 굳이 나열하자면 다음과 같다.

- 신경증 환자, 정신질 환자, 정신박약자
- 사회적 · 문화적 · 정서적 부적응자
- 질병환자 : 암, 당뇨, 류머티즘 등 심인성 질환자
- 특수 대상자 : 약물 · 알콜 · 마약 중독 환자, 폭력범, 절도범, 부랑자 등
- 지적 장애인
- 심리적 장애인 : 소심한 성격, 책임감 결여, 불안, 공포, 편견, 고집 등이 심한 사람
- 가정생활 · 일상생활 · 행동 규범 부적응자
- 정년 퇴직자, 실직자, 노인
- 각종 스트레스 증후군으로 고통 받는 사람

울음치료의 장소로 특별히 정해진 곳은 없으며, 울음치료사가 있는 곳이라면 어디라도 상관없다. 하지만 사회 분위기가 울음을 고운 시선으로 바라보지 않기 때문에 대상자들이 마음을 열고 안전하게 자신의 고통을 바라볼 수 있도록 한적한 장소를 택하면 치료 효과를 더욱 높일 수 있다.

- 병원 : 일반병원, 정신병원, 군병원, 암 병동 등
- 사회복지시설
- 특수시설 : 교정기관, 부랑자시설, 알코올치료시설, 주간보호시설 등
- 공공시설 : 국립 및 시 · 군 · 구립 지원 특수시설 등
- 사회교육시설 : 캠프장, 연수원, 청소년 수련원, 문화센터 등
- 개인 클리닉 : 관련 연구소, 관련 협회, 관련 상담소 등

울음치료의 진행 준비와 요령

울음치료를 진행할 때에는 대상자들의 속성에 따라 인식을 달리해야 한다. 특히 집단치료의 경우 집단치료의 원리에 근거를 탄탄히 두는 것은 중요하다.

예를 들면, 정신병원에 입원한 환자들과 함께 작업을 할 때 사용하는 원리는 비교적 건강한 대상자들의 집단을 이끌 때와 상당히 다르다. 정신병이 있는 사람들의 경우 방어 기제가 비교적 건강한 대상자들보다 훨씬 강력하게 작용하기 때문에 자칫 잘못했다가는 상처가 내면으로 더욱 꽁꽁 숨어버릴 위험성이 크다. 따라서 이러한 사람들을 치료할 때는 더욱더 안전한 환경에 신경 써야 하며, 꼭 의료인(정신과 전문의, 정신보건 전문 간호사)의 감독 아래서 자발적으로 마음의 문을 열 수 있는 프로그램을 연구하고 개발하여 진행해야 한다.

만약 집단 중에 정신 병력이 있거나 현재 정신병을 앓고 있는 사람이
섞여 있다면 그들을 제외하고 프로그램을 진행하라고 강력하게 권고
한다. 울음치료의 접근 방식이 오히려 그들에게는 병세를 더욱 악화
시키는 요인이 될 수도 있기 때문이다.

:: 진행 준비

■ 대상자에 대한 사전 정보 파악

집단의 성격, 목적, 욕구, 인원 수, 교육 수준, 성 비율, 지역 문화,
환경 등을 분석하여 그에 걸맞는 내용의 프로그램을 진행해야 한다.

■ 장소 사전 답사 및 각종 시설 유무 확인

교통편, 전기, 음향시설, 치료 장소의 구조 등을 파악하여 상황에
맞는 준비를 해야 한다.

■ 연령과 성별에 따른 적응력과 호응도 고려

연령과 성별 또는 직업군에 따른 몸에 밴 습성으로 프로그램의 적
응력과 호응도에 차이가 많이 있으므로, 사전에 파악을 해두고 이에
맞는 진행 준비를 해야 성공적인 결과를 가져올 수 있다.

■ 진행 과정을 중시하는 치밀한 기획

진행 과정 중에 있을지 모르는 여러 가지 돌발 상황을 예측하고

대비하는 준비를 해야 한다. 예를 들면, 자신이 준비한 기법으로 호응도가 떨어지고 주의가 산만해진다면 빨리 다른 기법을 활용하여 호응도를 높일 수 있도록 치밀하게 준비해야 한다.

■ 새롭고 창조적인 프로그램 개발

울음치료란 단기성으로 끝내는 프로그램이 아니다. 한 프로그램으로 대상자들과 수차례에 걸쳐 풀어나가야 하는 과제와도 같다. 또한 독특한 개성 없이 남의 기법을 흉내내는 것보다는 자신이 잘 풀어나갈 수 있는 프로그램을 항상 연구하고 대상자들에 대해 부단히 공부해야 하는 작업이다.

■ 호흡 및 협력관계 조율

프로그램의 원활한 진행을 위해서는 울음치료사의 개인 능력도 중요하지만 매 순간 보조 진행자와 협조자의 도움이 절실히 필요하다. 예를 들면, 효과 음악을 들려주는 시간대 또는 조명의 명암 조절 등 보조 진행자와 협조자와의 호흡이 중요한 대목이 프로그램 진행 중에 상당히 많이 발생한다. 이런 것들을 사전에 조율하지 않으면 중간에 맥이 끊기는 일이 벌어진다.

■ 시작 30분 전에 모든 준비 완료

허겁지겁 시간에 맞춰서 프로그램을 시작하는 것보다는 최소한 30분 전에는 모든 준비를 마치고 진행할 프로그램을 마음속으로 다시 한 번 구상하는 것이 바람직하다. 또한 일찍 장소에 도착해 있는 대상자들과 관계 형성을 잘 해놓으면 막상 프로그램을 진행할 때 그들이 솔선수범하여 프로그램의 호응도를 높여주는 효과를 기대할 수 있다.

:: 진행 요령

■ 친근감 있게 등장하라

첫 모습이나 인상에 신비감과 친밀감이 느껴지도록 걸음걸이와 얼굴 표정을 유의하며 등장하고, 대상자들이 잘 보이고 내용을 전달하기 쉬운 위치에 선다.

■ 재미있게 시작하라

울음치료라고 해서 시작부터 슬픈 분위기를 연출하거나 숙연한 분위기를 만들 필요는 없다. 이 프로그램은 재미있을 것이라는 암시를 주어서 적극적으로 참여할 수 있도록 시작을 재미있게 해야 한다. 자신감 있는 모습으로 시작하여 10초 이내에 분위기를 장악하고 프로그램의 목적에 대해 잘 알아들을 수 있도록 짧게 설명한다.

■ 마음의 문을 열어라

마음이 여유로울 때는 온 우주를 다 품고도 남을 정도로 넓지만, 반대로 마음이 여유롭지 못하여 닫혔을 때는 바늘 하나 세울 자리도 없는 것이 인간이다. 프로그램을 진행하면서 대상자 모두와 눈을 마주치며, 성의 있고 진심어린 칭찬과 덕담 등으로 자연스러운 분위기가 이루어지도록 한다. 대상자들과 이런 관계가 맺어진다면 울음치료사에 대한 일종의 최면 상태가 유지되어 진행이 수월해진다.

■ 진행표를 만들어 참고하라

프로그램 진행 순서 및 기법의 제목 같은 것을 순서대로 작성하여 치밀하게 진행하도록 한다.

■ 묵상을 인도하라

참가자들에 따라 적절한 묵상글을 준비하여 감성을 자극하며 대화를 하듯이 낭송한다. 가급적이면 그냥 읽는 것보다 암기하거나 즉흥적인 문장을 동원하여 감정을 실어 대화하듯 낭송하여 최대한 감성을 자극하는 것이 훨씬 더 효과적이다.

■ 울음치료사(진행자)가 두드러지지 않도록 하라

집단을 대상으로 하는 프로그램의 목적은 참가자들의 바람직한 변화를 꾀하는 것이기 때문에 참가자들 모두가 스스로 참가하여 주인공이 될 수 있도록 '보이지 않는 힘'으로 지도하며 진행해야 한다.

울음치료를 위한 묵상의 글

우리 몸 안에는 갖가지 독소들이 있는데, 혈액순환이 제대로 되지 않으면 특정한 곳에 쌓여서 병을 만들고 문제를 일으킨다. 우리는 이 독소들을 밖으로 내보기 위해 혈액순환을 돕는 약을 먹고 침을 맞고 운동과 마사지도 한다. 혈액순환이 원활할 때는 간, 폐, 신장 등에 영양이 잘 공급이 되어서 독소들을 밖으로 내몰 수 있다. 울음을 통하여 혈액순환을 원활히 할 수도 있지만 지금은 그런 말을 하고자 하는 것이 아니다. 고통과 슬픔과 절망 등 마음의 독소들을 감싸 안아서 변화시키기 위해 자각을 실천하고 그 방법으로 어떻게 묵상을 할 것인가를 다루고자 한다.

우리 마음이 독소를 감싸 안아서 변화시키기 위해서는 그것에 대해 자각해야 한다. 자각의 에너지로 고통과 슬픔이라는 상처를 감싸 안는 것은 곧 우리 몸의 아픈 곳을 찾아 약을 먹고 침을 맞고 마사지를 해주는 것과 같다. 혈액순환이 원활하지 못하면 우리 몸의 각 기관들이 제대로 기능을 하지 못하고 병이 들게 되듯이, 우리의 정신이 제대로 순환하지 못하고 상처에 발목이 잡혀 있다면 마음에도 병이 든다.

자각은 우리 정신이 고통과 슬픔의 장벽을 넘어서 상처를 치유하고 순조롭게 순환되도록 도움을 주는 에너지이다. 상처와 맞서 싸우기 위한 것이 아니라 상처에 대한 올바른 이해와 치유에 대한 깨달음을 주는 것이다. 다시 말해, 상처가 지금 마음속에 있다는 것을 확인하고 있는 그대로 받아들이고 변화시키는 것이다. 숨을 들이쉬며 상처를 자각하고 숨을 내쉬며 상처에 대한 미소를 보낸다. 마치 히터의 열기가 방안의 차가운 공기를 안아서 따뜻하게 하듯이 있는 그대로를 받아들이고 변화시키는 것이다. 이러한 관점에 묵상을 올바로 이해하고 적합한 글을 선택하여 사용한다면 한결 부드럽고 감성이 넘치는 묵상이 될 것이다.

거듭 강조하지만 울음치료는 마음의 공부이다. 마음의 공부는 깨달음이라는 나무가 크게 자라도록 고통이라는 상처를 잘 이용해야 한다.

묵상을 실천하는 사람들은 마음속이 장벽이나 올가미를 거부하지 않는다. 울음치료사는 묵상을 하는 내담자 즉 울음치료 대상자들이 마음속 장벽이나 올가미를 거부하지 않도록 잘 인도해야 한다. 그들의 마음을 고통과 상처에 맞서 싸우는 전쟁터로 만들어서는 안 된다. 그들의 고통과 상처를 더 없이 자애로운 마음으로 어루만져주어야 한다.

■ 용서와 화해를 위한 묵상

지금까지 살아오면서 수없이 많은 사람들을 만나며 상처를 주고 상처를 받으면서 살아왔습니다.

나 자신과 가족, 그리고 친지들과 친구들, 이웃들, 그들에게 부정적이거나 적대적인 마음으로 용서하지 못하고 용서받지 못해 응어리진 가슴으로 인생의 굴레를 만들며 살아온 삶에 대해 깊이 반성해야겠습니다.

스스로를 용서합시다.

자신의 잘못과 실수로 자신을 학대하며 함부로 인생을 살아온 것에 대해 반성하며 자신을 용서합시다.

나 하나의 잘못으로 부모님을 욕되게 하고 그것도 모자라서 왜 나를 낳았느냐고 원망하여 가슴 아프게 해드렸던 일, 욕심으로 부정한 짓도 서슴치 않았던 일, 거짓과 위선으로 점철된 모습, 게으름을 피우느라 도전도 해보지 않고 포기하며 자기 합리화를 시키던 나약한 모습, 그것 때문에 괴로워하며 스스로 자신을 얼마나 미워했던가?

이제 그 모든 것들을 용서하고 스스로 자유로워져야 합니다.

아버지를 용서합시다.

지나친 독선과 고집으로 무조건 당신의 잣대로만 나를 통제하며 믿어주지 않으셨던 아버지.

자식에 대한 사랑과 관심은 전혀 표현하지 않으셨던 내 아버지.

가족들의 의견 따위는 모두 무시하며 가족에게 군림하시던 내 아버지…….

나에게는 너무도 큰 상처를 주신 분으로 각인되어버린 내 아버지를 용서합시다.

술을 지나치게 마시고 주정하시며 심지어는 어머니와 우리 자식들에게 손찌검까지 하시던 아버지…….

아버지라는 단어를 떠올릴 때마다 공포와 고통의 대상으로 기억되던 내 아버지를 용서하고 고통의 굴레에서 벗어나야 합니다.

지난날 아버지가 너무도 야속하고 힘들게 했던 그 모든 것들에 대하여 이제는 용서를 합시다.

어머니를 용서합시다.

나의 생각이나 인격은 무시하고 당신의 기준과 계획대로 무조건 따라야만 했고, 시도 때도 없이 잔소리와 무시하는 말로 나를 속상하게 하시던 어머니.

다른 형제들이나 당신 친구의 자식들과 비교하며 한없이 나를 한심한 자식이라고 상처를 주시던 어머니…….

그랬던 어머니를 이제 그만 용서합시다.

그것이 어머니가 나를 사랑하는 방식이었다고 이해하며 용서하고 이제 그만 어머니에게서 받은 상처에서 벗어나야겠습니다.

형제와 자매를 용서합시다.

한 핏줄을 나눈 동기간이면서도 나를 미워하고, 따돌리고, 부모님의 사랑을 독차지하고, 나를 무시하며, 내 가슴에 깊은 상처를 남겨준 형제(자매)들,

때로는 나에게 심한 말과 욕설로 아픔을 주고, 때리고, 무수히 많은 일로 나를 불쾌하게 하고 화나게 하던 그들,

결혼을 하고나서는 동기간의 우애보다는 더욱 자기 욕심과 이익만을 차리며 서로를 헐뜯고 원수처럼 지내며 남보다 못하게 지내는 그들…….

그 형제들을 용서하고 그들에게서 받은 상처의 고통에서 벗어나야겠습니다.

남편을 용서합시다.

애정은 찾아볼 수 없고, 아내에 대한 배려심이라고는 눈곱만큼도 없으며, 조심성 없이 아이들 앞에서 욕지거리를 해대고, 함부로 하

며, 살림을 때려 부수고, 손찌검도 하던 남편,

처갓집과 처가 식구들을 무시하고 험담하여 상처를 주던 남편,

내가 무식하여 대화가 통하지 않는다고 하면서 대화를 단절하는 남편,

무수히 많은 일들로 결혼을 후회하게 하고 한없이 나를 초라하게

만든 남편…….

그런 남편과의 지난 일들을 용서하고 상처로부터 자유로워져야겠

습니다.

아내를 용서합시다.

남편에 대한 믿음 없이 무조건 의심의 눈초리로 바라보던 아내,

부부싸움을 할 때면 케케묵은 옛날이야기까지 끄집어내어 나를 화

나게 하던 아내,

이웃집 남편, 친구의 남편, 형부, 제부들과 비교하며 나를 초라하고

무능력한 사람으로 몰아붙이던 아내,

무심코 한 나의 말과 행동에 의미를 부여하고 나쁜 남자로 만들며

상처를 주던 아내,

나의 약점과 실수를 지적하며 나를 아프게 한 아내,

남들 앞에서 함부로 대하던 아내…….

일방적으로 나를 무시하며 흥분했던 지난 일들에 대하여 아내를 용

서하고 마음의 상처를 치유하도록 하십시오.

사랑의 상처와 고통을 안겨주고 떠난 그 사람을 용서합시다.

서로 사랑을 약속하고 끝까지 함께 하겠다던 약속을 버리고 무심히 떠나버려 나를 아프게 한 그 사람을 용서합시다.

그가 준 상처 때문에 다른 사람을 만나지 못하고 마음의 벽을 쌓아두고 살아온 날들에서 벗어나야 합니다.

지난 일, 떠나간 사람에 대한 미련과 상처로 고통 받을 일이 아닙니다.

용서하고 그 굴레를 벗어나야 하겠습니다.

친척과 친지, 친구의 잘못을 용서합시다.

아량이 없고, 남을 헐뜯고, 돈을 빌려가서 갚지 않고 도망가고, 여러 가지 형태로 나를 아프게 한 그들…….

그들의 잘못을 이제 용서하고 가슴에서 지워버립시다.

지금까지 살아오면서 나에게 어떤 형태로든 상처를 준 모든 사람을 용서합시다.

학창 시절 편견으로 나에게 벌을 주고 매를 때리고, 학부모가 가져다 주는 돈 봉투에 희희낙락하며 편애하던 선생님,

모멸감과 수치심을 불러일으킬 정도로 편협하던 직장상사,

나를 무시하고 왜곡하여 헐뜯고, 터무니없는 거짓 소문을 퍼드려 나를 울리고, 인간답지 못한 말과 행동으로 어떤 식으로든 상처를

준 모든 사람들을 용서합시다.

이제 마음의 문을 열고 절대로 용서할 수 없다고 다짐했던 사람을 용서합시다.

그동안 살면서 원수라고 여겨졌던 사람, 가장 용서하기 힘든 사람, 절대로 용서하지 않겠다고 다짐한 사람이 있다면 이제 그만 용서하는 마음을 가지십시오.

지금까지 수많은 세월, 누군가를 용서하지 못한 것 때문에 얼마나 고통과 한을 키워왔습니까?

그것들은 굴레가 되어 인생의 발목을 잡고 있었습니다.

몸과 마음이 병들게 했습니다.

이제는 모든 것을 용서하고 그 굴레에서 벗어나야만 합니다.

모든 것을 용서하고 놓아주고 비워내십시오.

감정은 생각의 종입니다.

용서할 수 없는 안 좋은 감정을 가지기보다는 모든 것을 비워내고 자유로워지고 행복을 찾아야만 합니다.

이제 여러분은 이 시간을 통해 용서받지 못하고 용서하지 못했던 굴레에서 벗어나 자유로운 사람이 되었습니다.

그 자유로운 마음으로 주위의 모든 것에 감사하십시오.

주위를 돌아보면 아주 사소한 것들로부터 감사할 일은 아주 많이 있습니다.

지금 여기 이렇게 살아 있음에 감사하십시오.

생각할 수 있는 머리와 정신이 있음에 감사하십시오.

밝은 빛을 볼 수 있는 두 눈이 있음에 감사하십시오.

귀가 있음에,

입이 있음에,

튼튼한 팔과 다리가 있음에…….

이렇게 내 몸을 시작하여 숨 쉴 수 있는 공기가 있고, 밝은 빛이 있고,

물이 있고, 주변 사람이 있고, 나를 사랑해주는 사람들이 있고…….

모든 것이 감사할 일입니다.

용서하고, 모든 것을 비우며, 감사하는 마음으로 눈을 뜨시기 바랍

니다.

■ 나의 죽음을 위한 묵상

지금 당신이 죽었다는 상상을 해보십시오.

당신의 영혼은 영결식이 거행되고 있는 어느 장례식장에 있습니다.

장례식장을 천천히 둘러보십시오.

당신의 영정 사진을 바라보는 느낌이 어떠신가요?

다시 한 번 천천히 장례식장을 둘러보십시오.

그리고 그 장례식장 한편에 놓여 있는 관속에 누워 있는 당신의 모

습을 바라보고 있다고 상상해보십시오.

천천히 당신의 시신을 잘 살펴보십시오.

당신의 시신은 어떤 모습입니까?

특히 죽어 있는 당신의 얼굴과 표정을 유심히 살펴보십시오.

당신의 표정은 무엇을 느끼게 합니까?

당신은 어떤 모습으로, 아니 어떤 표정으로 죽어 있나요?

삶에 찌든 추한 표정인가요?

아니면 삶에 미련이나 회한이 없이 아주 평화롭고 홀가분한 표정을 하고 있나요?

죽어 있는 당신의 육신은 어떤 표정으로 무엇을 느끼게 하나요?

이제 눈을 돌려 당신의 장례식에 누가 와 있는지 살펴보십시오.

당신이 살아 있을 때 어떤 모습을 보여준 사람들과 어떻게 보인 사람들이 모여 있는지 천천히 한 사람씩 유심히 잘 살펴보십시오.

그리고 각 사람 앞에 다가서서 내 주검 앞에서 무엇을 생각하고 있는지, 어떤 것을 느끼고 있는지 살펴보십시오.

아! 당신에 대한 추모사가 시작되었군요.

당신에 대한 좋은 추억과 좋았던 점들을 모두 모아서 추모사를 읽고 있네요.

당신은 그 추모사에 나오는 당신의 좋은 점을 모두 받아들일 수 있는지요?

아니면 그 말 중에서 어떤 것을 받아들일 수 없는지요?

그 추모사 중에서 쉽게 받아들일 수 있는 내용들이 있기는 있나요?

그 추모사를 듣고 있는 기분은 어떻습니까?

다시 한 번 당신의 장례식에 모여든 사람들의 얼굴을 둘러보십시오.

그들 중에는 혹시 당신이 살면서 가장 미안했던 사람이 있나요?

당신이 살면서 가장 용서 할 수 없다고 생각하고 다짐했던 사람이
있나요?

당신이 살면서 상처를 준 사람이 있나요?

당신에게 깊은 상처를 주었던 사람이 있나요?

그렇다면 그들에게 당신이 하고 싶은 말을 하십시오.

정말 미안했노라고, 당신이 나를 아프게 했지만 이제는 용서한다고,
내가 상처를 줘서 미안하다고.

아! 그런데 저 사람들은 당신의 말을 알아들을 수 없군요.

그래도 하십시오.

당신의 마지막 인사를 전하십시오.

이렇게 말을 하고 나니 기분이 어떻습니까?

이제 장례식이 모두 끝나고 당신의 시신은 화장터를 향해 운구되고
있고 당신이 그 뒤를 따라가고 있다는 상상을 하십시오.

지금 기분은 어떻습니까?

이제 당신의 몸이 유족들이 오열하는 소리가 들리는 화장터 가마에
서 불타고 있는 모습을 지켜보고 있다고 상상하십시오.

잠시 후 당신의 몸이 모두 불타서 한 줌 되가 된 것을 보고 또 한 번
오열하는 유족들을 바라보고 있다고 상상하십시오.

살면서 그토록 애써서 먹여주고, 입혀주고, 재워주고, 좋은 모습을
보여주고, 좋은 소리를 들려주느라 최선을 다했지만, 이렇게 한 줌

재가 되어 유골함에 담겨져 있는 당신의 모습을 바라보는 지금 기분은 어떻습니까?

살아 있을 때 당신의 모습은 어떠했나요?

당신이 그토록 아등바등하며 이루려고 했던 일들이 과연 얼마나 가치 있는 일들이었나요?

무엇을 위해 그토록 힘들어하고, 고통스러워하며, 미워하고, 사랑하지 못하며, 베풀지 못했나요?

이제,

살아 있는 당신의 존재를 확인하십시오.

지금 당신이 살아 있고, 아직도 마음대로 쓸 수 있는 시간이 있다는 사실에 유념하며, 다시 한 번 살아 숨 쉬는 지금의 당신에 대해 생각해보십시오.

삶과 죽음의 어느 한 순간에서 우리는 만나고, 헤어지고, 사랑하고, 이별하기를 반복하며 살아가고 있습니다.

그 모든 것들은 상대적인 관계 속에서 자신의 위치를 찾고 있으며, 나름의 의미를 지닙니다.

헤어짐이 있기에 만남이 애틋하고 소중한 것이며, 이별이 있기에 지금 나의 사랑이 애절한 것입니다.

우리도 그렇습니다.

지금의 내가 애틋하고 소중합니다.

언젠가는 이곳에 내가 없기 때문입니다.

그것이 내가 바로 지금 여기에서 희망을 품고 살아야 하는 이유입니다.

이 세상을 살아가는 동안 맺힌 것 없이 다 풀고 가야 합니다.

이해하고 용서하고 그 모든 것을 내려놓아야 합니다.

근심과 걱정을 내려놓아야 합니다.

죽음이란 이렇게 홀연히 연기처럼 사라지는 것입니다.

그 무엇도 남겨 놓지 않고…….

이러한 사라짐 앞에서 우리는 무엇에 집착할 게 있습니까?

완전히 연소되어 그 재마저 사라질 수 있도록 지금 여기의 삶을 불태우면 됩니다.

우리는 지금 이 시간을 선물받았습니다.

우리가 받은 선물 '바로 지금 여기'를 소중하게 사용하십시오.

'바로 지금 여기'에서 사랑하고 치열하게 삶을 연소해야 합니다.

지나간 일에 대해 근심하지 말고 미래에 대해 집착할 필요가 없습니다.

미래를 향해 마음을 달리고, 과거를 돌아보며, 근심 걱정하는 것은 어리석음의 불로 자신을 스스로 태우는 것과 같습니다.

바로 지금 여기에서 충실하게 살아야 합니다.

밥을 먹을 때는 밥만 먹을 뿐!

잠잘 땐 잠만 잘 뿐!

일할 땐 일만 할 뿐!

놀 땐 놀기만 할 뿐!

지금 이곳, 이 순간에 최선을 다하는 삶,

후회도 없고, 찌꺼기도 남지 않도록 완전 연소하는 삶을 살아야 합니다.

이렇게 사는 것이 더 이상 바랄 것이 없는 삶을 사는 것입니다.

탄생과 삶, 그리고 죽음은 끊임없이 맞물려 돌아가는 수레바퀴와 같습니다.

그러기에 각각 따로 생각할 수 없습니다.

우리가 지금 여기서 행복해야 아름다운 이별을 할 수 있습니다.

아니, 어여쁜 옷으로 갈아입을 수 있습니다.

그러기에 우리에게 주어진 선물, '바로 지금 여기'라는 선물을 나를 사랑하기 위해 그리고 더불어 행복하기 위해 오롯이 사용해야 합니다.

지금 상황을 전혀 바꾸지 않고도 행복해질 수 있는 비결이 있습니다.

사람들은 흔히 행복해지려면 무언가 상황이 바뀌어야 한다고 생각합니다.

상황이 바뀌고 운이 좋으면 좀 더 부자가 되거나, 좀 더 건강해지거나, 좀 더 명예로워지고 행복해질 수 있으리라 생각합니다.

하지만 진짜 바뀌어야 할 것은 상황이 아니라 마음입니다.

나의 마음이 깨어있고, 그 마음이 나를 지켜볼 때 행복해질 수 있습니다.

이 세상에 태어날 수 있음에 감사합니다.

이 세상에서 사랑하며 살 수 있음에 감사합니다.

그리고 이 세상을 떠날 수 있음에 감사합니다.

홀로 태어난 이 세상에서 저와 벗이 되어주어서,

그리고 가르쳐주고 이야기를 나누며 사랑해주어서 감사합니다.

지금 여기에 와서 더욱 성장했습니다.

행복했습니다.

우리가 이 세상을 작별하는 날 미소를 지으면서 이렇게 말할 수 있는 사람이기를 기도하면서 모든 것에 감사하는 마음을 가지며 천천히 눈을 뜹십시오.

■ 삶을 돌아보는 묵상

조용히 앉아서 우리의 삶을 가만히 들여다 보십시오.

순간순간 생각 없이 한 행동들로 얼마나 많은 낭패를 보았던가를 생각해보십시오.

지나고 보니 진정 우리가 미워해야 할 사람이 그리 많은 것은 아니었습니다.

상대방보다는 나의 속 좁은 생각과 억측과 편견이 원한을 키웠던 때가 더 많았습니다.

마음은 팔고 살 수 없는 것이기에 여유로운 마음이 가장 큰 재산입니다.

우리가 세수를 매일같이 하는 이유는 매일 더럽혀지기 때문입니다.

어제 세수를 했다고 해서 오늘 세수를 하지 않는다면 모든 이들이 더러운 사람이라고 하며 가까이 하려 하지 않을 것입니다.

그런데 세수는 매일 하면서 마음은 왜 매일 씻지를 않는가요?

혹여 남에게 뒤질까봐 안간힘을 쓰며 살아가는 우리네 인생들.

여유로운 공간이라고는 찾아볼 수 없는 이 땅 위에서 우리가 기댈 곳은 어디일까요?

한도 끝도 없는 욕망을 채우다가 우리가 얻는 것은 결국 무엇일 까요?

출근길 지하철의 초만원 인파 속에서 이리 밀리고 저리 밀리다 내 리듯이 결국 그렇게 살다 갈 인생인 것을……,

무얼 얻자고 그리도 허우적거리며 살고 있는지…….

우리가 불행하다고 느끼며 살아가는 이유 중 하나는 자신과 자신의 인생에 대해 사랑과 만족을 하지 못하기 때문일 것입니다.

자신이 가지고 있는 것에 만족하며 자신을 귀하게 여기고 사랑할 수 있다면 더없이 평화로울 텐데,

자꾸만 자신이 가지지 못한 것에 대해 아쉬워하고 남이 가진 것에 대해 부러워하면서 자신을 스스로 학대하면서 살아가기 때문에 스 스로 불행한 것이 아닐까요?

우리는 늘 너무 조급하게 살아가고 있습니다.

너무도 빨리 많은 것을 이루려고 안달입니다.

물론 남보다 앞서가기 위해 열심히 노력하는 것은 좋은 일이겠지요.

하지만 무턱대고 빨리만 달리려고 한다면 다시 한 번 자신을 돌아봐야 합니다.

우물에서 숭늉 찾는다고 숭늉이 나올 수 없고 바늘 허리에 실 매어서 바느질할 수 없는 법.

조급한 마음으로 조바심을 태우기보다는 때로는 물 흐르듯 흘러갈 줄 아는 여유로움과 순리대로 살아가며 얻을 수 있는 숱한 경험들을 소중하게 받아들이고 간직해야 합니다.

우리는 하루하루 살아간다고 표현하지만 결국 삶의 목적지인 죽는 날까지 하루하루 죽어가고 있습니다.

가는 동안은 아주 천천히 가야 합니다.

주변 모든 것을 음미하며 천천히 가야 합니다.

한 걸음 나아갈 때마다 세상은 달라집니다.

그 세상의 숨소리 하나라도 빠뜨리지 말고 모든 것을 소중하게 받아들여야 합니다.

우리 삶의 끝!

그곳이 언제일지는 아무도 모릅니다.

우리는 되도록 천천히 가야 합니다.

그곳으로 가는 과정이 바로 우리의 삶이기 때문입니다.

지금 하고 있는 일 하나하나가 모두 내 삶이므로 빨리 가기보다는 최선을 다하며 천천히 가야겠습니다.

■ 고통 극복을 위한 묵상

살다 보면 사방이 막힌 벽 속에 갇힌 것처럼 삶이 막막함으로 다가와 주체 없이 울적할 때가 있습니다.

세상 중심에서 밀려나 구석에 있는 것 같은 소외감이 들 때가 있습니다.

자신의 존재가 한낱 가랑잎처럼 팔랑거리며 한없이 초라해 보일 때가 있습니다.

그런 때일수록 우리는 더욱 소망해야겠습니다.

그것들이 삶의 밑거름이 되어 화사한 꽃밭을 일구어낼 수 있기를.

나중에 알찬 열매를 맺을 수 있다면 지금 당장 꽃이 피지 않았다고 슬퍼할 이유가 없지 않을까요?

아니 마음껏 슬퍼하되 지금 처해진 시련을 통해서 삶의 깊은 의미를 깨닫는다면 시련을 두려워할 필요가 없을 것입니다.

연꽃이 진흙 속에서 피어나는 것처럼 고통과 시련을 통해서

삶의 의미를 재발견해야 합니다.

시련을 극복하는 자세에 따라서 우리 삶은 발전과 후퇴가 결정될 것입니다.

시련을 극복하는 것은 결국 자신과의 싸움입니다.

자신과의 싸움에서 이기려는 사람은 자기 자신을 버리지 않고 끝까지 보듬고 가며, 누구보다도 자기 자신을 사랑하는 사람입니다.

혹시 시련의 아픔을 견디지 못하고 자신을 포기하며 좌절과 실의

속에서 살아오셨습니까?

오늘 눈물 속에 모든 것을 씻어버리고 이제부터 조용히 일어서십시오.

당신에게 아직도 많은 날들이 남아 있습니다.

그 날들마저 어두운 한숨으로 보낼 수는 없지 않습니까?

시련을 딛고 일어서는 것이야말로 이 세상에서 가장 아름다운 모습입니다.

■ 호스피스 병동의 묵상

누가 당신을 묶어 놓았나요?

당신 스스로 발목을 잡고 있을 뿐입니다.

스스로 집착에 묶여 자승자박하고 있을 뿐입니다.

당신은 이 세상 그 누구보다 소중한 사람입니다.

헛되고 고통스러운 삶으로 이끌어가는 그릇된 집착을 버리고,

세상을 있는 그대로 바라볼 때 죽음의 공포는 사라집니다.

무거운 짐을 내려놓으면 더 이상 무거울 것이 없는 것처럼,

집착을 버리고 마음을 비운다면 목숨이 다한 것을 만족해 하며 자유로워질 수 있습니다.

마치 감옥에서 풀려난 죄수처럼 세상에 대해 아무런 아쉬움도 없는 사람은 죽음을 슬퍼하지 않습니다.

불타는 집에서 빠져나온 사람처럼 두려움과 공포는 나 자신의 애착

에서 비롯됩니다.

이 세상에 와서 맺힌 것을 다 풀고 가십시오.

이해하고 용서하십시오.

근심과 걱정을 놓아줄 때 비로소 우리 몸은 다 땅으로 돌아가고 수분은 다 물로 돌아가고 더운 기운은 불로 돌아가고 움직이는 기운은 바람으로 돌아가게 됩니다.

죽음이란 우리가 왔던 그곳으로 돌아가는 것입니다.

그 무엇도 남겨놓지 않고 홀연히 사라지는 것입니다.

이러한 사라짐 앞에서 우리는 무엇이든 집착할 것이 없습니다.

다만, 완전히 연소되어 그 재마저 사라질 수 있도록 지금 여기 삶을 불태우면 됩니다.

그 어떤 후회나 집착이 남겨지지 않도록 지금 여기, 우리 앞에 존재하는 시간들에 최선을 다하며 맺힌 것 없이 모두 풀어놓고 삶을 완전히 연소시킬 수 있도록 해야 합니다.

불태우십시오.

당신의 삶을,

그리고 지금 이 순간을.

■ **다툼(갈등)에 의한 분노를 다스리기 위한 묵상**

조용히 눈을 감고 숨을 크게 들이쉽니다.

그 숨을 오랫동안 참았다가 천천히 내쉽니다.

당신을 평화롭게 해준다는 상상을 하면서 천천히 숨을 들이쉽니다.

당신 몸속으로 들어온 공기가 머리를 맑게 한다는 상상을 하면서 숨을 참습니다.

지금의 고통과 번민을 몸 밖으로 내뱉는다는 기분으로 다시 숨을 천천히 내쉽니다.

당신과 다툼으로 화가 난 사람을 깊이 생각하며 숨을 들이쉽니다.

그리고 그 사람이 받을 고통에 대해 생각하며 눈으로 보고 있다고 상상하며 숨을 천천히 내쉽니다.

그 사람과 나의 상처를 생각하면서 숨을 들이쉽니다.

이렇듯 분노는 상대방과 나에게 상처를 준다는 것을 느끼며 숨을 참습니다.

그리고 그 상처를 다시 한 번 깊이 생각하며 천천히 숨을 내쉽니다.

다시 내 몸 안에 있는 분노의 뿌리를 생각하며 숨을 천천히 들이쉽니다.

숨을 오래 참았다가 내 몸 안에 있는 분노와 고통의 뿌리를 바라보며 숨을 천천히 내쉽니다.

다시 숨을 천천히 들이쉬며 분노의 뿌리를 들여다봅니다.

그리고 그것들이 그릇된 판단과 무지에서 오는 고통의 뿌리라는 것을 자각하며 숨을 참습니다.

그릇된 판단과 무지에서 비롯된 분노와 고통의 뿌리에 미소를 보내며 숨을 천천히 내쉽니다.

다시 한 번 당신과의 다툼으로 분노에 차 있는 사람들의 고통을 바라보면서 숨을 천천히 들이쉽니다.

고통을 당하고 있는 그 사람에게 연민을 느끼면서 숨을 참습니다.

그리고 그에게 미소를 보내며 숨을 천천히 내쉽니다.

이번에는 화가 난 그 사람의 딱한 처지와 불행을 보면서 숨을 들이쉽니다.

그 불행의 원인이 무엇인지를 느끼며 숨을 참습니다.

그 불행의 원인을 이해하면서 숨을 천천히 내쉽니다.

분노에 휩싸인 나 자신을 바라보면서 숨을 천천히 들이쉽니다.

왜 그토록 분노를 하게 되었는지 생각하며 숨을 참아봅니다.

분노의 불길에 휩싸인 자신에게 스스로 연민을 느끼면서 숨을 내쉽니다.

다시 한 번 분노에 휩싸인 나 자신을 바라봅니다.

분노에 휩싸인 나 자신은 스스로 추하게 만든다는 것을 깨달으며 숨을 참아봅니다.

내 모습이 추하게 된 것은 순전히 자신의 그릇된 판단과 무지에서 왔다는 것을 깨달으며 '내 탓이오' 라고 말하며 숨을 천천히 내쉽니다.

나 자신이 분노의 불길에 휩싸이는 것은 내가 사는 집에 불을 지르는 것과 똑같은 일이라는 것을 깨달으며 숨을 들이쉽니다.

스스로 분노를 보살피고 자신에게로 돌아가며 천천히 숨을 내쉽니다.

분노에 쌓인 그 사람을 돕는다는 마음을 가지며 숨을 천천히 들이쉽니다.

그리고 자신에게는 분노에 찬 사람을 도울 능력이 있다는 깨달음과 확신을 가지며 숨을 내쉽니다.

이제 당신은 분노의 불길에서 벗어나서 완전한 자유인이 되었습니다.

행복한 마음으로 기지개를 펴면서 서서히 눈을 뜨십시오.

■ 부모님에 대한 분노(상처)를 씻어내고 용서와 화해를 하는 묵상

눈을 감고 자신의 호흡을 자각하며 천천히 숨을 들이쉽니다.

그 숨을 오랫동안 참았다가 천천히 내쉽니다.

숨을 들이쉴 때는 배가 불러지는 것을 자각하고 그 숨을 참으며 폐의 존재를 자각하고, 숨을 내쉬며 배가 꺼지는 것을 자각하십시오.

자신의 존재를 자각하며 숨을 천천히 들이쉽니다.

자신에게 미소를 보내며 숨을 천천히 내쉽니다.

다시 한 번 자신의 온몸을 자각하며 천천히 숨을 들이쉽니다.

그리고 자신을 다섯 살짜리 꼬마아이라고 여기며 숨을 참아보십시오.

(이때의 나이는 부모로부터 상처를 받은 시점으로 바꿀 수 있다.)

이제 그 다섯 살짜리 꼬마아이에게 미소를 보내며 숨을 내쉽니다.

매우 연약한 다섯 살짜리 꼬마아이를 생각하며 숨을 들이쉽니다.

그 다섯 살짜리 꼬마아이가 바로 당신의 '또 다른 나' 라는 것을 다시 한 번 인식하며 숨을 참아 보십시오.

'또 다른 나' 에게 미소를 보이며 숨을 천천히 내쉽니다.

이제 당신의 아버지를 다섯 살짜리 꼬마아이라고 생각하며 숨을 천천히 들이쉽니다.

다섯 살짜리 꼬마아이인 아버지에게 미소를 보내며 숨을 천천히 내쉽니다.

다섯 살짜리 꼬마아이인 아버지가 매우 연약하다는 생각을 하면서 숨을 천천히 들이 쉬십시오.

그리고 그 꼬마아이도 그 아이의 아버지에게 즉 당신의 할아버지에게 당신과 똑같은 상처를 받았으며 무의식중에 당신에게 똑같은 상처를 입혔다는 사실을 깨들으며 숨을 참아보십시오.

이제 아버지에게 사랑과 이해의 미소를 보내면서 숨을 천천히 내쉬십시오.

다시 당신을 온몸으로 느끼면서 숨을 천천히 들이쉬십시오.

당신의 피가 정화되고 머릿속이 맑아지는 느낌을 자각하며 숨을 참으십시오.

온몸의 세포에 편안함을 느끼게 하며 숨을 천천히 내쉽니다.

이제 당신의 어머니를 떠올리며 숨을 크게 들이쉬십시오.

당신의 어머니에게 사랑과 미소를 보내며 숨을 천천히 내쉬십시오.

당신의 어머니를 다섯 살짜리 소녀라고 상상하며 숨을 천천히 들이쉬십시오.

다섯 살짜리 소녀인 어머니에게 미소를 지어주며 천천히 숨을 내쉬십시오.

다섯 살짜리 소녀인 어머니가 매우 연약하다는 사실을 생각하며 천천히 숨을 들이쉽니다.

그리고 연약한 그 소녀도 당신처럼 어린 시절 그녀의 부모에게 당신과 똑같은 상처를 받았고 무의식중에 그 상처를 당신에게 물려주었다는 것을 깨달으며 숨을 참으십시오.

어머니에게 사랑과 이해의 미소를 지어보내며 천천히 숨을 내쉬십시오.

꼬마아이인 아버지가 받은 상처와 고통을 생각하며 숨을 천천히 들이쉬십시오.

어린 소녀인 어머니가 받은 상처와 고통을 생각하면서 숨을 천천히 내쉬십시오.

다시 한 번 숨을 크게 들이 마시며 어린아이인 당신을 느껴보십시오.

그리고 그 아이가 받은 상처 속의 아버지를 바라보며 숨을 참아보십시오.

그 아버지에게 미소를 지어보내며 숨을 내쉬십시오.

다시 한 번 숨을 크게 들이 마시며 어린아이인 당신을 느껴보십시오.

그리고 그 아이가 받은 상처 속의 어머니를 바라보며 숨을 참아보십시오.

그 어머니에게 미소를 지어보내며 숨을 내쉬십시오.

내 안에 있는 아버지가 당하는 상처와 고통들을 다시 한 번 들여다보면서 숨을 천천히 들이쉬십시오.

그리고 아버지와 나 자신이 모두 그 상처와 고통에서 벗어나 자유로워질 수 있도록 노력하겠노라 다짐하면서 숨을 내쉬십시오.

내 안에 있는 어머니가 당하는 상처와 고통들을 다시 한 번 들여다보면서 숨을 천천히 들이쉬십시오.

그리고 어머니와 나 자신을 모두 그 상처와 고통에서 벗어나 자유로워질 수 있도록 노력할 것을 다짐하면서 숨을 내쉬십시오.

아버지와 어머니로부터 받은 상처와 고통을 치유한 당신은 이제 자유인입니다.

이제 지금 현재의 당신을 자각하며 숨을 크게 들이쉬십시오.

당신의 온몸을 느끼며 숨을 천천히 내쉬십시오.

당신의 발가락을 느끼며 숨을 천천히 들이쉬십시오.

발가락들을 움직여보십시오.

손가락과 팔의 힘을 느끼며 숨을 천천히 내쉽시오.

크게 기지개를 켜며 서서히 눈을 뜨십시오.

울음치료 프로그램 예시

:: 프로그램의 개요

- 날짜 : 0000. 00. 00

- 시간 : 00:00~00:00

- 장소 : 교정기관, 연수원, 교실, 병원 등

- 대상 : 교정대상자, 학생, 성인, 노인, 가족, 기업, 발달 장애인, 학부모 등

- 내용 : 울음치료 강의와 실기

- 목적 : 심신의 역기능을 치유한다.

  사회성과 행복감을 향상시킨다.

  자신감과 자긍심을 높이고 감사함을 느끼게 한다.

구분	내 용	준비물
준비	치료 도구, 좌석 배열 등 준비사항	도구
마음열기	울음치료사 덕담인사, 박장대소 등	음악
	전체 웃음인사 나누기	
	감정관계 훈련 / 텔레를 찾아서	
메시지	울음의 효과, 임상결과, 뇌와 면역	빔 프로젝트
울음치료	milling(돌아다니기)	
	음악과 멘트	
	몸과 마음의 긴장 풀기	
	'또 다른 나'를 찾아서	
	마음껏 울기	
	울음 마무리	
행복여행	웃음율동, 박장대소 / 마무리 메시지	

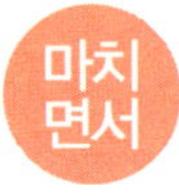

"신은 인간이 견딜 만큼의 고통만을 주신다. 절망이라는 죄는 신이 용서하지 않는다."

한 신문기자가 신을 인터뷰하기 위해 하늘나라에 갔다. 그런데 신은 인간세상을 향해 무엇인가를 던져주고 있었다. 자세히 살펴보니 '고통, 가난, 질병, 갈등, 슬픔' 등 인간이 싫어하는 것들이었다. 그 사내가 신에게 항의했더니 신이 말했다.

"나도 예전에는 행복을 있는 그대로 세상에 내려보냈느니라. 하지만 인간들이 그것을 가지기 이전에 악마라는 놈들이 가로채더구나. 그래서 악마들이 가져가지 못하도록 고통, 가난, 질병, 갈등을 인간이 견딜 만큼만 포장하여 내려보내는 것이니라!"

지금도 절망에 빠지려고 할 때마다 떠올려보는 이야기다.

우리는 어린 학생으로부터 고등학교 교장선생님, 대학 총장, 대기업 회장, 도지사, 시장, 대법원장, 유명 연예인, 심지어 얼마 전에는 전직 대통령에 이르기까지 많은 사람들이 절망에 빠져 자살로 생을 마감하는 시대에 살고 있다. 1년에 평균 400여 명이 자살을 하려고 한강에 투신하고 있고, 그중에서 3분의 2가 익사체로 인양된다고 한다. 절망 속에서도 조금만 마음의 여유를 가지고 희망을 발견했다면, 제대로 우는 방법만 알았더라도 스스로 목숨을 끊는 일은 없었을 텐데 하는 안타까운 마음이 든다.

참고 또 참으며 오랫동안 간직해온 고통의 덩어리들이 모여서 절망이 된다. 물론 우리 사회가 우는 사람을 고운 시선으로 바라보지 않지만, 이 책을 통해 절망을 무너뜨리고 희망을 찾는 방법을 전하고 싶었다. 감정을 제대로 다스리고, 묵상과 함께 의식적인 호흡으로 마음 밭에 숨어 있는 고통의 씨앗을 발견하여 없애고, 상처받은 자아를 치료하여 변화시킬 수 있는 방법을 알려주고 싶었다. 현실은 아직 이 땅에 울음치료라는 말이 생소하고, 사회적 식별력을 갖추기 위해 울음치료사들의 부단한 노력이 필요하지만 말이다.

이 책을 마치면서 독자 여러분에게 드리고 싶은 말이 있다. 세상은 마음먹기에 따라서 행복의 바다가 될 수도 있고 고통의 바다가 될 수도 있다는 것이다.

예를 들어 보자. 누군가와 처음 사랑을 시작할 때 우리는 행복의 바다에서 항해를 하는 것 같다고 느낀다. 서로 깊이 사랑하며, 상대

덕분에 행복하다고 말한다. 서로를 잘 보살필 것이라고 다짐한다. 더 없이 행복하고 황홀하기만 하다. 그러나 살다 보면 서로가 멀어져서 보고 싶어 하지도 않는다. 손을 잡고 싶어 하지도 않고, 사랑은커녕 미워하는 마음만 있는 것 같고, 서로를 버린 것 같다. 서로가 다른 사람을 찾고 있는 것 같기도 하다. 심하면 꼴도 보기 싫다는 생각도 든다. 그런저런 이유로 서로 고통스럽다. 행복의 바다가 고통의 바다로 변한 것 같고, 도무지 그 고통의 바다에서 헤어 나올 수 없다는 생각뿐이다.

그 고통은 도대체 어디서 온 것일까? 고통의 바다에 우리의 등을 떠밀어넣고 가두어버린 사람이라도 있단 말인가? 아니다. 그 고통의 바다는 우리 마음과 그릇된 판단이 만들어낸 것이다.

우리를 고통의 바다에서 빠져나와서 자유롭게 할 수 있는 것은 오직 우리 마음뿐이다. 자각을 실천하는 것, 고통과 상처를 자각하고 감싸 안는 것이 고통의 바다에서 빠져나오는 길이다. 그 길을 따라가면 나를 구하고, 상대를 구하고, 평화의 땅으로 되돌아갈 수 있다. 그것은 언제든지 가능하고, 그것을 할 수 있는 사람은 바로 우리 자신이다.

이러한 것을 깨달을 수 있도록 도와주는 것이 울음치료이다. 울음치료는 인간관계를 회복하여 모두가 행복해지도록 하는 작업이다. 그 기쁨을 세상 사람들이 모두 누려야 한다. 울음치료에 대한 믿음을 가진다면 우리가 처해 있는 고통의 바다에서 빠져나와 행복의 땅으로 돌아올 수 있다. 모든 사람이 울음치료를 통해 고통과 상처에서 해방되기를 바란다.

울음, 참으면 병된다

1판 1쇄 | 2012년 4월 10일
1판 2쇄 | 2012년 4월 30일
지 은 이 | 한광일, 김선호
발 행 인 | 김 인 태
발 행 처 | 삼호미디어
등   록 | 1993년 10월 12일 제21-494호
주   소 | 서울특별시 서초구 반포1동 718-8 ㉾137-809
          www.samhomedia.com
전   화 | (02)544-9456(영업부) / (02)544-9457(편집기획부)
팩   스 | (02)512-3593

ISBN 978-89-7849-459-5 (13510)

이 도서의 국립중앙도서관 출판시도서목록(CIP)은 e-CIP 홈페이지
(http://www.ni.go.kr/cip.php)에서 이용하실 수 있습니다.
(CIP제어번호 : CIP2012001155)